BIODINAMICA DELL'OSTEOPATIA

Fase Quattro

Seconda edizione

James Jealous, D.O.

Per ulteriori informazioni sul Dr. Jealous, si prega di consultare:
https://BiodynamicsOfOsteopathy.com

BIODINAMICA DELL'OSTEOPATIA Fase Quattro

ISBN: 979-8-2561-9070-5

Questa è la traduzione del libro originale in inglese. Nonostante siano stati compiuti tutti gli sforzi ragionevoli per fornire una traduzione accurata, non è garantita. I lettori potrebbero dover fare riferimento al libro originale in inglese per qualsiasi informazione critica.

Prima edizione 2025
Seconda edizione 2026

James Jealous, D.O. (1943–2021) ha esercitato la professione di medico osteopata, insegnante e autore per molti anni. Ha dedicato la sua vita alla fondazione e allo sviluppo della metodologia specifica della **Biodinamica dell'Osteopatia**, seguendo gli insegnamenti del Dr. A. T. Still e del Dr. W. G. Sutherland.

Questo è uno dei volumi della serie "Biodinamica dell'osteopatia". Questi manuali sono nati organicamente da una serie di dispense scritte dal dottor Jealous e fornite agli studenti durante i corsi da lui tenuti e da quelli dei suoi insegnanti. Dopo molti anni, ha raccolto le dispense e creato dei manuali di corso individuali, ampliandoli e riscriverli più volte. Dopo ulteriori anni, si sono evoluti ulteriormente fino a diventare dei libri.

INDICE

L'OSTEOPATIA È UN SERVIZIO

Usiamo le nostre mani...

Per trattare il paziente nella sua interezza.

Per ascoltare i movimenti interiori della vita.

Per trattare tutti i livelli di malattia.

Per assistere nella costruzione della riserva funzionale del paziente.

Per supportare l'omeostasi e la troficità, bilanciando l'attività del sistema nervoso autonomo.

Per esplorare "leggi non formulate da mani umane" (Dott. Still e Dott. Sutherland).

Per cooperare e comunicare con le Leggi della Natura (Dott. Wales).

"Per trovare la salute" (Dott. Still).

Per arrivare al piano di trattamento.

Per arrivare alla diagnosi.

Per aiutare a stabilire un punto di riposo o neutro attorno al quale l'intero possa trovare equilibrio.

Per trovare la causa.

Crediamo...

Abbiamo una capacità innata di guarire.

Il paziente funziona come un tutto.

Il sistema nervoso autonomo gioca un ruolo fondamentale nella malattia e nella guarigione. Struttura e funzione sono una forma di attività.

Il Divino è presente.

La vita va oltre la morte.

C'è un movimento costante verso la normalità.

Siamo qui per servire l'umanità.

La **Normalità** è ...

"Un senso di pace e armonia" (Dott. Sutherland).

Facilità di movimento senza tensione.

Capacità di neutralità.

Senso di totalità nella vita.

Capacità di adattamento e cambiamento senza compensazione.

"L'abilità è proporzionale alla propria comprensione della normalità." (Dr. Still)

REVISIONE: FASI UNO A TRE

La Fase Uno evidenzia "the Salute."

Ci sincronizziamo con la Salute prima di fare qualsiasi altra cosa con il paziente (vedi pagina 36 del *OCA Journal* del 1953).

Abbiamo lavorato con il "movimento presente" nella lesione, il quale non richiede test di movimento. Abbiamo seguito i neutri locali e sistemici.

Abbiamo iniziato a discriminare tra i vari rates.

I Stillpoints, le Pause e il Neutro sono stati esplorati attraverso le loro differenze.

Il nostro lavoro nella Fase Due si è concentrato non solo sulla Sincronizzazione con il Respiro della Respirazione Primaria, ma ha anche aggiunto l'abilità di " Percepire il Fulcro"; cioè, l'Immobilità attorno e attraverso la quale il Respiro crea il suo schema e tasso.

Abbiamo iniziato il nostro studio del Corpo Fluido, accettando il difficile compito di discriminare tra la Zona A e la Zona B.

La "Traslazione Automatica" è stata scoperta essere sia diagnostica che terapeutica.

La Fase Tre ha spostato la nostra attenzione sul Mare Intorno a Noi e sul respiro più lento, più morbido e più paziente della Lunga Marea. Abbiamo esplorato una Forza Terapeutica Inerente che stava "aspettando" di esprimere la sua potenza.

Abbiamo visto come il CV4 e l'EV4 siano lo stesso processo, ristabilendo il Neutro nell'Intero.

Abbiamo studiato i "Sacs."

Fase Quattro: Entriamo più profondamente nella marea vivente.

La Linea Mediana ci centra in modo tale da diventare naturalmente consapevoli della Zona D e del Silenzio Dinamico nel Mare che ci Circonda. Questa non è la Zona A, la Zona B, o la Lunga Marea.

La Linea Mediana non è una linea, ma un luogo in cui le relazioni spaziali sono espresse come un tutto ... è una funzione, non una struttura anatomica.

La Linea Mediana è il santuario della Salute e delle sue forze terapeutiche.

LINGUAGGIO DELLA FASE QUATTRO

Il linguaggio sviluppato qui è per la Biodinamica, per facilitare il nostro bisogno di comunicare. Il linguaggio ha significato solo nel contesto della sua storia.

Purtroppo, non esiste un linguaggio oggettivo, tranne forse "La Voce del Silenzio."

Il Silenzio Dinamico

Un Oceano di Serenità e Saggezza, senza tassi, solo Silenzio ... È più grande della Zona D.

La Linea Mediana

Il fiume da cui origina e si centra l'Intero per un individuo. È un Oceano di Creazione.

Il Mare Intorno a Noi

Un Oceano di Vita Diversa. Ha molte qualità e attribuiti.

"La vita è la sostanza che riempie tutti gli spazi dell'Universo." (A. T. Still)

Trasmutazione della Coscienza

Un cambiamento nella Percezione che avviene senza il tuo sforzo (eccetto aspettare) ... si è qui ... un secondo dopo si è in un nuovo paesaggio ... questo è un elemento chiave per il resto delle Fasi ... trasforma tutta la conoscenza in una nuova categoria, il movimento della Saggezza della Marea. I sensi cambiano da uno stato all'altro.

Accensione

Il movimento della Potenza della Marea. Fuoco. La scintilla della Vita. Il potere che muove il Motore della Vita (parole ereditate da Still e Sutherland). Una funzione della Linea Mediana.

Divinità

Il Divino ... Il Creatore ... Amore ... Dio

Silenzio Dinamico di Terzo Livello

Il silenzio che ci centra. Non si "va" al Silenzio Dinamico; si è portati lì, ciechi ... spesso così rapidamente che si potrebbe pensare: "L'ho fatto."

Protoplasm

Generalmente considerato la prima sostanza plasmabile in grado di accogliere un'immagine.

Potenza

La Potenza con la P maiuscola *P* denota il potere assoluto del movimento e dell'intenzione del Respiro della Vita. Onnipotenza. Fuoco Sacro. La potenza con la p minuscola *p* denota una potenza relativa generata per compensare la perdita di risposta da parte nostra al grande *P*. Questa piccola potenza è correlata ai Tassi, non al Silenzio Dinamico. Questa piccola marea può essere diretta dalla volontà di una persona; il Grande *P* non può.

Trasmutazione

La conversione in qualcosa di diverso. La conversione di una specie in un'altra specie. Un cambiamento nell'intero.

Luce

La morbida radianza della Salute. La luminosità della luce non creata. Questa non è luce protonica (luce solare). Nei neonati, questo è drammatico.

Una spugna bagnata assorbe l'acqua più rapidamente di una asciutta; lascia che il Tide Center ti centri.

"Vita della forza calma, inviata dalla Divinità, per vivificare tutta la Natura"... Dr. Still.

"L'osteopatia è solo ai suoi inizi, è un mare sconosciuto, appena scoperto, e finora, conosciamo solo la sua marea costiera." (Andrew Taylor Still, M.D., D.O., *Philosophy of Osteopathy*, Prefazione, 1899)

Lo spazio si apre, poi la funzione si muove nella Direzione della Facilità per esprimere la forma.

"Scivola lungo il respiro nella Salute" – Santa Teresa

Tutte le Zone iniziano in una Quiete centrale e terminano in un confine Naturale.

Svuotati nel Vuoto

Trova il Semplice

Letture consigliate:

Stai fermo e sappi," R. Becker, D.O., 1965 Sutherland Lecture

"Fulcri," T. Schooley, D.O., 1953 *Rivista OCA*

INTRODUZIONE ALLA FASE QUATTRO

La Linea Mediana non è una struttura.

La parola Linea Mediana ha molti livelli di comprensione e può essere vista da molti punti di vista.

Nell'Osteopatia non c'è Linea Mediana ... L'idea non è mai entrata nel mainstream fino a quando il Modello Biodinamico è stato proposto (1990) e accettato da molti mentre studiavano l'applicazione dei "Principi in Pratica" della Linea Mediana.

L'osteopatia, come mi è stata insegnata e come i corsi post-laurea la presentavano, non ha mai parlato di una linea mediana ... la linea di gravità, certamente, ma mai una forza organizzativa che fornisse le dinamiche spaziali sia della crescita che della guarigione.

Nel 1990, ho intervistato molti esperti, tutti membri dell'American Academy of Osteopathy ... nessuno usava l'idea e non vedeva Fryette come avesse presentato un fulcro per le sue "leggi" ... alcuni discutevano la linea di gravità ma nessuno tranne Colin Dove, D.O., dall'Inghilterra, poteva insegnarmi come palpare la relazione del paziente con la "linea."

Successivamente, mi è diventato chiaro che Sutherland vedeva una linea mediana nel fluido e anche nelle estremità.

Il modello biodinamico della respirazione primaria non ha una conclusione assoluta; è aperto alla nascita o alla morte.

Come appare oggi, alla luce di ciò che sperimentiamo come comunità di osteopati tradizionali, e alla luce di ciò che la scienza ha da offrire, si possono apprezzare diversi livelli di comprensione riguardo alla linea mediana, tutti applicabili alla cura del paziente.

Il livello più concreto è la Linea Mediana Notochordale ... il centro di orientamento per i Segmenti Embrionali e del processo di Sincronizzazione per lo sviluppo dei Segmenti come un unico movimento ... La Segmentazione dell'Embrione è uno sviluppo Neurale, Viscerale, Somatico e non è correlata ai Segmenti Vertebrali come visto in *Gray's Anatomy*. Considerare un segmento vertebrale come un Segmento limita i portali terapeutici.

Il Notochordo è centrale per i veri segmenti e si estende dalla punta del coccige fino alla giunzione dello Sfenoide Pre e Post, dove la sua estremità craniale si trova sotto il centro del diaframma della sella e della lamina terminalis.

Lateralmente, da questa punta craniale si trova il perno s-s che Sutherland ha descritto così chiaramente. Anteriormente al notochordo nel cranio, l'orientamento spaziale è verso un'altra Linea Mediana. Superiormente si trovano l'ipofisi—il punto di Accensione per il Motore e il Bregma.

Il mio obiettivo è farci pensare oltre i fatti generali e guardare più in profondità.

Sembra possibile che la Fluttuazione Longitudinale, come descritta dagli studenti di Sutherland, sia allineata alla notochordo... Ricorda, la Fluttuazione Longitudinale si verifica solo a due o tre cicli al minuto, e la Linea Mediana Notochordale non è sicuramente correlata alla Marea lunga, quindi la sua importanza è limitata ad ambiti specifici. Viene riassorbita dopo che la segmentazione è matura.

I testi di Embriologia discutono la Linea Mediana Notochordale e di solito insinuano che essa derivi come un'evoluzione della Stria Primitiva. Ma forse c'è qualcosa nascosto ai loro strumenti. Credo e percepisco un altro possibile modo di vedere questa "stria primitiva," e dirò di più più tardi.

La prossima Linea Mediana di cui parliamo è la Linea di Piegatura. Questa Linea Mediana è la Linea a cui, e da cui, si verificano la forma e la geometria delle Cuciture. Questo è trattato nella Fase Cinque. Le piegature nell'Intero Embrione si verificano ovunque e il Fulcro non è nella notochordo. Gli archi facciali sono un buon esempio... queste pieghe si muovono attorno a una linea di Orientamento che non è la Notochordo... Un altro esempio sarebbero i movimenti viscerali di crescita... come le due metà dell'utero che trovano la loro destinazione finale... se si guardano le immagini nei testi si può vedere che c'è una Linea Mediana, non vista dagli Embriologi ma presente per i movimenti spazialmente accurati e la posizione finale e l'unione dei lati dell'utero... Questa Linea Mediana posiziona le parti rispetto all'Intero... quando avvicinata, questa Linea Mediana crea Forze Terapeutiche che chiaramente si scambiano con la Marea lunga, e se si verifica un Neutro, un'altra Linea Mediana è vista come Centrale al Movimento di Interezza. La Respirazione dell'Intero sulla Marea lunga è correlata a questa Linea Mediana che seguiamo durante l'applicazione di CV4 ed EV4 nella Direzione della Facilità.

Il Movimento dell'Interezza della Forma Incarnata, senza alcun senso delle Parti, dà l'impressione di Dinamiche Spaziali orientate e create da una Linea Mediana vuota che è più grande del Soma ... Qui un Silenzio Dinamico fluisce nella Creazione non soggiogata a qualsiasi linea mediana interna ma capace di crearle. Questa mancanza di forma informa da una Causa che sembra essere al di fuori e attraverso l'Organismo ... Questa Linea Mediana è la Linea Mediana per la Creazione dell'Intero come Parte di una maggiore Interezza. Questa Linea Mediana è la nostra connessione con la Causa, ma non possiamo semplicemente "andarci" ... dobbiamo essere trasportati dalla Marea.

A ogni livello la "sostanza" della Linea Mediana è diversa.

Seguirò questi Principi mentre viaggiamo nei Corsi ... Non pensare a ciò che ho detto oltre il punto in cui hai ceduto all'Ignoranza e alla Libertà di esplorare, senza concetti restrittivi ... Da lì puoi rimanere vuoto e Neutro, uno stato che ti permetterà di trovare risposte. Queste idee sono Realtà Viventi.

Il Mistero della Linea Mediana è una delle Bellezze della Creazione ... Come vedrai, la Vera Linea Mediana ti Centrerà piuttosto che tu andare verso di essa, il che è inutile e falso.

La Linea Mediana ci Centra.

Ci Centra, ci Tiene "Sul Suo Centro."

Si "Diventa Benessere"

Questo ci Fornisce un "Luogo di Incontro,"

per Aspettare Il Maestro

MEDITAZIONE: "CENTRANDO ATTORNO AI BORDI"

Meditazione è una parola che evoca una varietà di immagini e idee.

L'uso più antico della meditazione è quello di uno strumento utilizzato per risvegliare se stessi ad altri livelli di essere, a una realizzazione che il pensiero formattato non è l'unica forma di conoscenza.

Gli strumenti utilizzati nella meditazione coinvolgono metodi specifici di attività mentale come il canto, la postura, l'immaginazione, la respirazione, la preghiera, ecc. Le meditazioni sono utilizzate per aumentare la consapevolezza della Salute e delle sue attività.

L'uso della meditazione nella storia dell'umanità è la prova della sua necessità nello sviluppare una consapevolezza che va oltre le preoccupazioni comuni della vita quotidiana.

Un esempio dell'uso della meditazione è la recitazione dei sutra nello Yoga. L'antico sanscrito viene recitato per sbloccare la Memoria dell'Eternità, per portare il cuore nell'Interezza. La ripetizione diventa un compito che apre la comprensione e le azioni del discepolo a una nuova Mente, capace di Libertà e Amore.

Nel Cristianesimo, una delle meditazioni più famose è il Rosario. Per molti, Maria rappresenta il perfetto Neutro, il vuoto altruista capace di conoscere il Divino. Il Rosario è molto difficile. Richiede recitazione, percezione e visualizzazione di un episodio nella vita di Cristo tutto in una volta. Questo apre una porta a un senso più profondo della Realtà dietro la Presenza di Cristo.

Tutte le tradizioni hanno la meditazione, e lo studio delle somiglianze è rinfrescante e molto umiliante.

La ripetizione e la pratica sono al centro di qualsiasi formato meditativo. Il risultato non è perfezionare la meditazione, ma piuttosto stabilire una realtà interiore che va oltre la mente egocentrica e in una sensibilità verso qualcosa di Superiore. Il risultato non può essere conosciuto in anticipo.

Una volta che la meditazione crea una nuova consapevolezza, questa matura con il proprio slancio. In altre parole, la meditazione ci risveglia a facoltà che sono state bandite nel subconscio. Queste facoltà sono imprigionate dalle nostre strutture sociali-educative-religiose, dai nostri ego, dai nostri schemi familiari e genetici, e dalla tendenza naturale a "pensare troppo" che è diventata il virus della civiltà.

Si potrebbe essere sopraffatti dalla resistenza a risvegliare queste facoltà, tranne che la tendenza verso il Normale, verso l'Interezza, verso la Salute, è così potente che se riusciamo a raggiungere il Neutro attraverso la disciplina della meditazione, saremo portati fino alla fine.

Le porte della prigione si aprono quando smettiamo di essere trattenuti dalle vecchie abitudini.

Il potere che ci sostiene, crea, guarisce e ci Ama (tutti noi) sta aspettando al cancello della prigione per permettere alle facoltà di essere libere, di diventare il modus operandi del nostro sensorio. La Salute non ti costringerà a uscire; devi scegliere, attraverso la concentrazione sul metodo che scegli.

La meditazione nel contesto del pensiero osteopatico è un movimento verso il Neutro in il Sé.

Da questo, ci si libera lentamente dalle carenze mentali. Questo permette all'attenzione di funzionare facilmente in relazione alle attività più sottili e potenti della Respirazione Primaria.

Una volta che la Marea è facilmente nella nostra consapevolezza, ci centra, ci abbraccia e ci nutre. Quando la relazione con la Marea è stabilita, la meditazione viene abbandonata per l'attività più diretta della contemplazione, che comporta lunghi periodi di silenzio interiore in Presenza di ciò che la Marea considera Sacro.

La meditazione inizia come uno Sforzo Attivo, un atto di volontà.

Nella Fase Quattro, ci centreremo attivamente "intorno ai bordi." Perché? Per trasformare, mantenendo la nostra attenzione all'interno del luogo dove tutte le influenze mondane l'hanno posta, la nostra testa, il nostro egocentrismo, nella speranza di proiettare un'identità falsa ... La caverna della solitudine.

Sperimentiamo il nostro "sé" come avente un'identità come persona con certe caratteristiche, la maggior parte delle quali sono solo proiezioni immaginarie dalle fonti che hanno imprigionato le facoltà più vere, che sono nascoste dalla nostra consapevolezza.

Spostiamo la nostra attenzione "intorno ai bordi." Nota cosa succede a Zona A e Zona B con solo questo passo. Quanto è facile rimanere fuori e riposare?

Osserva ...

Quanto spesso scivoli dentro? E quando lo fai, cosa succede a Zona A e Zona B? Spostarsi in una nuova posizione, come trasferirsi in una nuova casa, è una grande cosa.

A volte puoi pensare di essere fuori "intorno ai bordi" e sarai dentro, pensando di essere fuori ... questa è una proiezione ... qualcosa che vale la pena sapere.

Il Metodo

1. Centra intorno al bordo della tua pelle e senti il calore che si muove dalla periferia.

2. Aspetta, osserva il movimento della tua attenzione ... rimane fuori?

3. Dopo un po' puoi percepire un altro movimento che attraversa la pelle verso la periferia, come se fossi trasparente ... Questo è il Corpo Fluido RTP (potenza di tensione reciproca). Basta osservare ...

4. Dopo un po', se sei fuori e riposi, la Marea del Corpo Fluido crea una forma.
5. Nota che la tua coscienza continua a scivolare indietro dentro ... Non resistere, ritorna semplicemente ai margini esterni usando la tua concentrazione.
6. Mentre B si riempie, A si svuota ... Stai trasmutando.
7. Quando B acquisisce sostanza e forma, percepisci all'esterno lungo il suo bordo qualcosa intorno a B che è caldo ... percepisci un movimento dall'esterno di B verso l'interno e attraverso di esso nella Zona A che si svuota ... ora abbiamo movimento in entrambe le direzioni, e la trasmutazione di A sta aumentando la sensazione di Vuoto. Questo è il "Pollo."
8. Il Centro del Cuore è presente all'interno della Quiete centrale della Zona Vuota A.
9. L'Embrione appare, qui, poi.
10. La Zona B diventa globale, come una sfera piuttosto che una forma d'uovo.
11. Può sorgere il Silenzio Solido (nulla può entrare tranne l'Amore, nemmeno il suono).

L'energia che crea la Zona B proviene dall'uscire "dalla caverna" nella Zona A. Quando siamo centrati su noi stessi, abbiamo una Zona A.

Quando la Marea ci centra, il senso del corpo è la Zona B sospesa e trasparente a una Quiete centrale nel Mare ... Davvero.

L'allusione al pollo è presa da *Il Segreto del Fiore d'Oro* di Richard Wilhelm con commento di C. G. Jung ... Un pollo seduto su un uovo è totalmente impegnato, onnipresente al nuovo pulcino che si sta formando ... Se non hai mai visto un pollo impegnato su un uovo, potresti vedere questa metafora come debole o sciocca. La Marea si siede e ci riscalda fino a quando non ci schiudiamo. È una Presenza, non una forza biologica.

Le piume soffici di un pollo sono Calde, Morbide e Accoglienti ... Come è la Presenza della Marea che emerge dal Silenzio Dinamico.

La Marea pone un manto intorno a noi, e sotto di esso ci dispieghiamo in sicurezza. È La Grande Madre della Creazione del Grembo. Non ti lascerà mai. È Eterna.

•••

Il prossimo esercizio è utile perché la nostra formazione nelle Scuole di Osteopatia crea buone abitudini che devono essere abbandonate per vedere nelle Terapie della Linea Mediana. Di seguito sono riportate le abitudini comuni che devono essere riformate.

1mo..... Centratura lungo la linea mediana del paziente

Questa è un'abitudine subconscia di osservare lungo la colonna vertebrale ... è compressa? È dritta? Quando lavoriamo con il Fluido, questa abitudine crea una falsa linea mediana. Per alcuni pazienti, questo è sovrastimolante. Per altri è energizzante e tornano per averne di più (diventano bisognosi). Per il Corpo Fluido stesso, aumenta il ritmo (cpm) e opacizza la Zona A (crea tensioni). La centratura intorno ai bordi aiuta a risolvere questo problema.

2ndo..... Creare due metà del corpo

Questa abitudine subconscia crede nei lati sinistro e destro. Così, mentre si lavora, la mano destra dell'operatore palpa un lato e la sinistra l'altro, e sono inconsapevolmente giustapposte intorno a una falsa linea mediana. Il cervello destro e sinistro sono divisi e il Corpo Fluido è tagliato. Questo rallenta davvero l'accesso alle forze terapeutiche più profonde della Respirazione Primaria.

3°..... Quando guardiamo all'interno della Zona A del paziente per la Respirazione Primaria, perdiamo l'Oceano.

Tagliamo fuori l'Interezza. Perdiamo il Pollo, il Materno. Perdiamo la Biodinamica. Creiamo un falso muro... Questo aumenta il ritmo e ci rende stanchi.

Fuori è la porta verso l'interno.

Dentro la tua testa c'è una caverna, una caverna oscura, dove l'ego impara a vincere. In questa caverna la tua astuzia non può essere scoperta. Puoi competere e vincere, ignaro della solitudine in cui sei imprigionato. Puoi sentirti nel giusto e gli altri nel torto. Qui nella caverna, dove hai cercato rifugio, ci sei solo tu. La paura di esporre la tua nudità ti tiene lontano dal Sole. Le forze contro di te che si muovono all'esterno sono forti. Sono all'erta.

Questa meditazione ci aiuta a vedere la Forza delle forze che ci tirano dentro. Possiamo essere pazienti e compassionevoli solo nella misura in cui comprendiamo che siamo tutti su questa barca insieme, come un unico vaso rotto. Allora, non è una cosa vergognosa essere umani e uscire e vedere tutte le caverne sui pendii. Dentro le caverne ci sono solo piccoli fuochi, e calde ombre sul muro per compagnia, e umidità come la tua falsa Zona B. Trova la Salute; è calda.

TROVARE LA CAUSA

L'osteopatia era una nuova scienza della guarigione. Non è iniziata come una sottospecialità della medicina allopatica. Questa nuova scienza aveva una filosofia unica ed efficace che poteva essere applicata con sensi esperti.

Il presupposto dell'osteopatia è che abbiamo i mezzi per guarire noi stessi. La medicina è e può essere prodotta dalle nostre risorse interiori. Il nostro lavoro con la respirazione primaria ha dimostrato questo presupposto più e più volte.

Il principio che desidero affrontare oggi è "Trovare la Causa."

Nell'osteopatia, la causa è molto più profonda dei sintomi ... Nelle applicazioni allopatiche, i sintomi sono la causa che si affronta per la cura. Per quanto superficiale possa apparire a qualsiasi mente ragionevole, il fatto è che questa è l'applicazione generale della "cura."

Tutte le scuole di guarigione nella cultura occidentale odierna hanno adottato questa mentalità che si è infiltrata in tutte le categorie di istruzione superiore ... inclusa l'osteopatia. Posso apprezzare che i sintomi superficiali siano importanti per il paziente, e non sto proponendo che non dovremmo mirare a rimuovere la causa dei sintomi ... ma qual è la Causa?

Quanto in profondità si può trovare la causa senza produrre stress sull'intero paziente? La Respirazione Primaria può comunicarcelo ed è uno strumento inestimabile nell'aiutarci a trovare la causa. Oggi mi concentrerò sul rintracciare la causa.

Trovare la causa attraverso l'anamnesi è un altro argomento che verrà affrontato in seguito.

CAUSA

La nostra professione si basa su una filosofia e metodologia uniche.

Non crediamo che la malattia sia una causa, ma un sintomo di una più profonda disproporzione.

Abbiamo tutti sentito queste parole, ma la maggior parte degli osteopati rimane incapace di vedere i segni e i sintomi presentati dal paziente come parte di una causa più profonda che deve essere affrontata. Se qualcuno si lamenta di una spalla congelata, allora viene trattata come la causa della sua disfunzione, quando in realtà non abbiamo fatto nulla per scoprire perché il paziente è malato se non essere guidati da un'anamnesi che abbraccia il superficiale. Il paziente dice: "Ho usato troppo il mio braccio facendo questo e quello." Il riduzionista in noi è felice e si sente come un vero medico facendo tali connessioni superficiali. Questa non è osteopatia.

Quando ero a Kirksville nel 1965, mi fu ripetutamente sottolineato che i sintomi non erano la malattia. Chiunque può trarre conclusioni semplici. Chiunque può trovare una malattia e etichettarla. Still vedeva nell'organismo umano molto più in profondità. A cosa stava puntando e come possiamo iniziare a esplorare questo principio di "trovare la causa"?

La causa in un quadro riduzionistico è una forza isolata. L'effetto è ciò che deriva dalla causa. Questo è un pacchetto ordinato, tranne che non è il modo in cui la natura o la vita sono realmente. Le cose non sorgono solo dal tempo locale e presente. L'intera vita del paziente è il palcoscenico su cui si verifica l'insulto. Qualsiasi lesione che non viene trasmutata rimane in noi. Questa lesione non è addormentata; cresce ogni giorno nell'oscurità del nostro mondo inconscio.

Le lesioni sono dinamiche, sono vive.

Di solito crescono e continuano a crescere, finché non le incontriamo quando la Marea le porta alla vista, in un momento in cui l'intero guarisce. Il potere e il tempismo per la conversione di una lesione provengono dalla Marea. Il potere di integrare proviene dalla riserva che abbiamo nell'intero. La riserva funzionale che si ha è un deposito quotidiano. Ma potrebbe esserci una lesione che drena la riserva tanto velocemente quanto si riempie... questo porta alla dipendenza, inclusa la dipendenza dall'esercizio fisico.

Oggi inizieremo a trovare la Causa. Il percorso è dettato dalla Salute, che non ci permetterà di andare dove la nostra logica vuole. Essere psicologi non è di aiuto qui. La Marea proteggerà il paziente dall'autocritica mentre trasmuta il campo di lesione.

INDIVIDUARE LA CAUSA

Pratico

Principale problema... qualsiasi cosa, non solo strutturale. Trova il campo di lesione ... e il confine.

Trova i vettori di forza e seguili fino al fulcro. Passa attraverso il fulcro, come se fosse una porta.

Ti porterà in una nuova area, un nuovo campo di lesione. Vai nell'area.

Trova i confini e i vettori di forza. Trova il fulcro.

Puoi facilmente passare attraverso la porta o la Marea ferma il tuo progresso?

Continua da un luogo all'altro finché la Marea non ti permetterà di passare attraverso la porta.

Quindi tratta il paziente qui, non nell'area del principale problema. Ricontrolla tra due giorni.

"È il non-ancora nell'adesso,

il sapore del frutto che non esiste ancora,

appeso al ramo il fiore."

–Laurens van der Post, Venture to the Interior
Harcourt, 1979

MEDITAZIONE

Questa mattina andremo a “osservare” quattro dei Doni di cui siamo benedetti come risultato della Creazione.

L'Osservatore

Ci è data la capacità di osservare la creazione mentre avviene.

Generalmente, l'osservatore è fisso ... incapace di essere liberamente spostato dalla Vita mentre si svolge. Come abbiamo visto nella Fase Tre, l'Osservatore può espirare e essere modellato (spostato) dalla Marea lunga.

Ci sono implicazioni molto grandi per questa libertà: un Cuore Neutro, Pace Interiore e Amore. Considera la realtà che tu non sei il tuo osservatore. Non hai bisogno di osservare; è fatto per te, come il tuo respiro. Per favore, osserva lo spostamento automatico dell'osservatore, come un movimento della Marea piuttosto che un'abitudine, durante questo tempo di meditazione. Il movimento intrinseco di un Osservatore Libero è essere Centrato e Calmo dal Respiro della Vita.

La consapevolezza si dispiega come un Embrione.

Il respiro della respirazione toracica

Ecco qualcosa che rivela la natura della nostra ottusità.

Siamo respirati, dentro/fuori, dentro/fuori, con un'intimità che scioccherebbe la maggior parte delle persone. Proprio nel tuo stesso sé c'è un

grande movimento di vita ... non una macchina, ma un risveglio istante per istante della tua esistenza. Morte/Nascita. Ripetendo un dramma che permette la crescita e la guarigione ponendo fine al passato e permettendo al futuro solo pochi secondi prima che anch'esso muoia.

Quanto è lontano il dono del tuo essere? La salute non è nascosta per l'élite; è vicina come questo respiro. Viviamo in un'intimità così profonda che potrebbe renderti un po' a disagio.

Osserva semplicemente il venire e l'andare ... e vedi il messaggio di un grande amore.

Il Mare Intorno a Noi

La Zona D è il mare intorno a noi e attraverso noi.

Oggi stiamo osservando questo mare e il respiro della marea lunga. È un oceano. Nella linea costiera dell'orizzonte, il fluido respira. Passa attraverso il mondo materiale come se fosse trasparente. La consapevolezza di questo è aborigena; è normale sentirlo. È chiamato la Madre Divina in molte tradizioni. La sensazione di questa presenza è molto intima e porta con sé un senso di nutrimento e rifugio. Trasforma l'isolamento. La risposta di una persona è rilassata.

MEDITAZIONE

Il Mare Respirante (Zona D), Il Torace Respirante (Zona A), e La Quiete della Zona C

Questa meditazione si concentra sulla respirazione del Mare (intorno e attraverso di noi) e sulla respirazione della Respirazione Toracica, giustapposte in modo da poter apprezzare la loro relazione. Originariamente erano un unico Respiro e stanno cercando di tornare a quell'Originalità. La Quiete nella Zona C è legata all'adorazione e alla devozione al Divino; ha una sua Quiete che è sempre presente. Mi piace chiamarla cristallina, perché sembra vetro di cristallo. Quando i tre si uniscono, possiamo vedere le relazioni fondersi e sperimentare un cambiamento in noi stessi che porta verso una consapevolezza più concreta della Salute.

La nostra respirazione è solitamente un effetto del nostro stato interiore della mente: pensieri, paure, immagini. Il nostro motore mentale è instabile, fluttuante, identificandosi con ogni movimento come "me." Siamo generalmente dispersi.

Quando portiamo la nostra attenzione ai tre Paesaggi menzionati sopra, lasciamo che la consapevolezza si dispieghi con la sua propria Intelligenza. Questa consapevolezza da sola seguirà un paesaggio poi un altro, spostandosi automaticamente, mentre tu mantieni solo l'intenzione di essere con i tre paesaggi, senza pianificare quale seguire. La mente, a un livello superiore, unisce i tre in Uno, perché senza che noi lo sappiamo, quest'Altra-Mente è consapevole del Fulcro attorno al quale tutti e tre

coesistono come Uno.

Questa Altra-Mente ti porterà al Luogo di Riposo, una Quiete centrale su cui ogni respiro diventa Uno, e da cui è generato. È la Salute che lavora in noi, guidando la meditazione. A volte diventa caldo.

Mentre siamo guidati, le distrazioni entreranno; non resistere, rimani Neutro, lascia che la Marea muova la meditazione. Man mano che la meditazione procede, i ritmi cambiano sia nella Respirazione Primaria che in quella Toracica, le cose rallentano, il tono simpatico in noi diminuisce ... Si verifica un Rilassamento ... la Respirazione si ferma da sola. Potremmo essere senza fiato per un momento, ma qualcosa ci sta nutrendo, unendo, portando la Quiete in primo piano. Più vicino del nostro respiro.

Fermo, Fermato, Instillato
Un Oceano di Centro
La Linea Mediana che ci centra.
Svuota il vuoto
Trova il Semplice
Senti il Calore Liquido

RIFLESSIONI

Una spugna bagnata assorbe l'acqua più facilmente di una spugna asciutta, e si risciacqua rapidamente.
Scivola lungo il tuo respiro nel Castello Interiore ...
Rifletti su queste parole, parafrasate da Santa Teresa d'Avila

Il simbolo dello Yin e Yang è un cerchio che abbraccia due pesci, uno bianco e uno scuro ... alcuni dicono che siano due pesci nel Mare della Vita (Zona D). Dov'è il fulcro?

Abbiamo due immagini di sé; una si piace e una non si piace. Questa dualità è come due specchi o due pagine di un libro che si fronteggiano ... quando il libro si chiude su se stesso, la battaglia finisce e il Libro della Vita si apre. Allora l'unica immagine del Sé vienerivelata.

FUOCO NELLE OSSA

Il fuoco nelle ossa è un linguaggio sviluppato per labiodinamica.

Fuoco significapotenza.

Come sai, il fuoco può avere temperature diverse, poteri diversi. Il fuoco consuma, così come la potenza (cioè, trasmuta). Il fuoco è nelle acque della vita, senza essere spento, diminuito, consumato o estinto. È un fluido nel fluido.

Il concetto osteopatico di un "Campo di Appassimento" è la base su cui costruiremo il nostro pensiero e la nostra diagnostica per questa pratica.

Un "Campo di Appassimento" è il precursore della malattia.

È un Segmento Embrionale che si sta deteriorando, perdendo vitalità e movimenti involontari. Questa stasi può essere percepita come una secchezza, compressione o deformità in un osso o in un altro tessuto. Lo vediamo frequentemente nell'osteoporosi, nelle tensioni posturali croniche, nell'adesione dei tessuti post-chirurgici, eccetera. I movimenti vitali per un tessuto sano, come quelli venosi, arteriosi, linfatici, neurotrofici, toracici, respiratori e respiratori primari, sorgono tutti dal protoplasma, e al Neutro si scambiano come Un Unico Fluido. Quando la stasi si instaura, la fisiologia si asciuga e la Guida Fluida si indebolisce ...

Le Acque della Vita non stanno irrigando il suolo, i campi ... nel terreno secco il grano non può crescere, appassisce e alla fine si secca; se lasciato, muore. Still era affezionato a questo insegnamento.

La capacità di essere neutro, di scambio fluido e di rinnovamento diminuisce… Possiamo percepire diversi livelli di declino cercando di sentire la qualità dell'irrigazione, la Guida Fluida, la densità dell'osso e la risposta al movimento respiratorio toracico.

Quando i tuoi risultati clinici dimostrano che questo principio è vero, allora possiamo tutti iniziare a pensare più come osteopati, cercando la Potenza della Vita come un Intero.

Mentre lavoriamo con il "Fuoco nelle Ossa," praticheremo l'uso di un principio che coinvolge la Marea lunga. Questo principio sarà usato di nuovo per lavorare con l'Accensione. Oggi ci stiamo riscaldando per un compito più grande.

Per motivi di comunicazione userò dei passaggi. Una volta che sarai più familiare con questi principi, la dimensionalità cambierà e l'accesso diventerà semplice.

1°… Trova un "Campo di Appassimento."

2° … Percepisci e ascolta una Quiete centrale nell'osso; aspetta finché quella Quiete non ti centri e tu sia consapevole della Zona D, senza entrarci… Questo è il passaggio chiave!

3°… Ora, trova la Marea lunga nell'Oceano della Zona D (ricorda, la Zona D è attraverso di noi così come al di fuori di noi, quindi non guardare molto lontano, solo intorno al bordo dell'osso).

4° … Attira la Marea lunga nell'osso senza disturbare l'intero paziente.

5° … Il calore si accumulerà e creerà una forma calda, simile ad un'ameba-. Modella la tua attenzione e le mani intorno alla forma del calore, non all'osso… importante.

6° … Continua a relazionarti con la forma del calore, e di nuovo attira la Marea lunga nella forma del calore … questo crea calore di secondo livello … la differenza tra il calore di primo e secondo livello è drammatica. A volte i pazienti lo sentono davvero.

7°… Il secondo livello si costruisce.

8°… Si verifica la saturazione ma potrebbe non coinvolgere l'intero osso… una varietà di punti finali sono possibili.

In un certo senso, abbiamo iniziato il trattamento dirigendo la

Marea lunga, qualcosa che solleva alcuni pensieri interessanti. Il Fuoco, a un certo livello, può essere attratto in un campo di lesione come forza terapeutica; ad altri livelli, “dirigere” non è possibile.

Questo principio è utile in aree con tessuto post-chirurgico agglomerato (ad esempio, postmastectomia), nel rimodellamento delle ossa dopo sostituzioni articolari, e ogni volta che si trova un Campo di Appassimento isolato.

PANORAMICA PERINATALE

Pelvi Prenatale

Girare i Bambini: perché i bambini si girano quando applichiamo i principi della Linea Mediana?

Travail a 36–43 settimane (280 giorni)

Postnatal

Bambino

Madre

Famiglia (Zona B, madre, padre, bambino, come Uno)

Assiomi:

"Lo spazio si apre e la funzione si muove; il percorso è stabilito dalla Respirazione Primaria."

"Non simmetrizzare la pelvi."

"Il rimodellamento è realizzato dalle forze di crescita e sviluppo (il Corpo Fluido)."

"L'Accensione si potenzia con il Primo Respiro; la respirazione primaria e toracica si sincronizzano."

"Gli spostamenti posizionali delle ossa dopo la nascita sono legati all'attività del Corpo Fluido. Non ci sono forze biomeccaniche che possano raggiungere questo livello di precisione e sicurezza." "Il parto è un CV4. Lo svolgimento avviene naturalmente attraverso la guida fluida. Se la guida fluida è bassa, allora il recupero della forma e della funzione è ritardato."

"Gli ottanta-novanta libbre per pollice quadrato di pressione sul bambino sono bilanciati dal fluido e dalla potenza. Le forze del tessuto sono inadeguate. Pensa a un neonato con un sacco di cemento da ottanta libbre sopra, che preme. Tutta quella forza è sufficiente a rompere il corpo. Pensa a questo. La prossima volta che sei in un negozio di ferramenta, solleva un sacco di cemento ... Senti la forza di questa quantità di pressione."

LA CIOTOLA PELVICA E IL PERIODO PERINATALE

Il processo della gravidanza è un Mistero colorato da molte credenze culturali. La parola "prenatale" significa "prima di nascere." Nella sua interezza, è un affare comunitario plasmato dagli Anziani e dai Custodi della Saggezza. Nel mondo occidentale, questo è perduto. Ci sono alcune eccezioni, ovviamente, ma la maggior parte delle donne oggi affronta un paesaggio desolato di supporto che grava sul loro mondo interiore.

Questo lavoro, utilizzando i principi biodinamici, si rivelerà quasi miracoloso nel suo aiuto al lavoro della natura durante la gravidanza. Nei miei quarant'anni di pratica come medico generico osteopatico, nulla ha dimostrato l'osteopatia più del trattamento perinatale.

In questo ambito, non possiamo immaginare la verità che spesso rimane invisibile. La tristezza è che molti genitori, nonni, anziani e medici sono totalmente fuori contatto con la bellezza e lo sviluppo della vita durante la gravidanza. Viene più spesso trattata con la stessa orientazione usata per trattare una malattia.

Questa nudità finisce per influenzare la fiducia del paziente nella propria realizzazione interiore del mistero dell'amore. Le persone temono un progresso o un risultato meno che perfetto. Perché?

Come professionisti, dobbiamo affrontare questo vuoto nella cultura ed essere abbastanza umili da essere un sistema di supporto che ha il pensiero osteopatico alla sua base.

Il mio appello qui è di fidarsi della marea dell'oceano e vedere cosa succede durante il trattamento e la conversazione. Non possiamo cambiare il mondo, ma possiamo essere fedeli alla nostra professione e ai nostri pazienti.

Tutte le questioni dell'aborto, la paura di un bambino deformato, la perdita di attrattiva, le dipendenze familiari, i problemi di supporto, le capacità personali, la sessualità, la sensualità, l'affetto, i miti sul parto, le questioni finanziarie, l'orientamento del sé- alla carriera, l'allattamento al seno, le competenze genitoriali, le vaccinazioni, gli esami del sangue, gli ospedali e le assicurazioni oscurano tutti lo sfondo del Movimento della Creazione. Socrate disse, quando gli fu chiesto cosa facesse, "Sono un'ostetrica ... aiuto le persone a dare alla luce le loro Anime" (parafrasato).

La gravidanza in molti casi riguarda la nascita dell'Essere ... per un'intera famiglia.

Tutti noi moriamo. Quando un bambino arriva "dentro", qualcuno alla fine "uscirà" ... dobbiamo sentire più di noi stessi al lavoro se la responsabilità della vita deve essere affidata alla Vita e all'oceano di saggezza palpabile che chiamiamo Marea.

La gravidanza è il periodo prima della nascita quando è possibile capire che non siamo qui per controllare i risultati, ma per rispondere all'intenzione della Creazione ... in essa c'è pace, neutralità, cambiamento, interezza e mistero di cui possiamo fidarci.

C'è un'altra sfida che dobbiamo affrontare nel nostro pensiero. La gravidanza non è un evento biomeccanico. I tessuti non stanno combattendo, resistendo e superandosi l'un l'altro. I cambiamenti sono tutti guidati dalla dinamica dei fluidi e dalla marea stessa.

Spesso gli osteopati sono addestrati a pensare che i cambiamenti di forma che avvengono siano tessuti costretti a cedere. Pensare in questo modo è contra naturam e porta a trattamenti meno che adeguati.

La crescita del bambino non è biomeccanica, sappiamo che ... E ... neanche lo è la crescita della madre. Sono nell'oceano e vengono modellati da esso. I cambiamenti nel bambino-madre-oceano non sono segmentali, né sono dettati dall'attività somatica nella colonna vertebrale, orientata a una linea mediana notochordale.

L'attività è biodinamica in un modo descritto da Blechschmidt.

L'intero cambia. I volti, i petti, gli addomi, le pelvi, le viscere, la coscienza e le persone nel cerchio familiare, anche se sembrano indifferenti.

Trattare da un concetto biomeccanico limita il potenziale terapeutico per il paziente. Cerca di percepire l'interezza bambino-e-madre sotto lo sguardo della Marea. Osserva cosa succede quando tutti e tre vengono visti contemporaneamente.

Ad esempio, il pavimento pelvico non si allunga durante il parto. Succede nel corso di mesi, ma non come un allungamento. Il tessuto cambia in una gelatina modellabile. Nello stato simile a un gel, un fluido nel fluido apre una nuova forma. Puoi vedere lo spazio aprirsi e la forma cambiare successivamente, proprio come un embrione. Stesso Insegnante, stessa Scuola!

Vedrai lo spazio attraverso gli ischi cambiare facilmente negli ultimi quattro mesi. Vedrai il pavimento pelvico assottigliarsi e allargarsi circonferenzialmente. Vedrai lo spazio tra le tende aprirsi. Vedrai l'utero e le ovaie viaggiare per una grande distanza, senza una guerra tra tessuti o un combattimento viscerale.

Vedrai la Marea lunga potenziare l'utero e bilanciare le forze sul bambino durante il parto; mentre apre le porte ... il dolore e la fatica variano con il senso della madre della Presenza Esterna che guida i movimenti ... la madre non spinge l'utero ... la marea lo fa. Avete tutti visto la forza che la Marea può generare ... ma apreanchelo spazio primachelesueforzecreinofacilmenteil cambiamento.

Il nostro orientamento sarà tale che non vedrai segmenti o anatomia quando il trattamento è in corso. Perché? Perché l'intero sta spostando la sua interezza. Il tessuto segue successivamente.

Gli Assi Primari della Ciotola Pelvica

Lo Spazio si Apre in una Forma,

La Funzione si Muove nella Facilità Di Quello Spazio ... il Canale del Parto

IL BACINO, PRINCIPI DEL TRATTAMENTO

I principi discussi qui hanno avuto origine con il Dr. Sutherland. Ha insegnato alla Dr.ssa Ruby Day, la mia mentore per molti anni. Ha iniziato con lui intorno al 1935 e ha continuato a imparare da lui e a insegnare con lui fino alla sua morte.

La posizione seduta che useremo oggi per il trattamento della pelvi è stata la prima cosa che ha fatto quando sono andato da lei per il mio trattamento iniziale. Ero stato in dolore per quattordici anni. Nessuno poteva aiutarmi. Ero in pratica vicino a casa sua. Sono andato a cercare aiuto per il dolore all'anca da una pelvi fratturata all'età di quattordici anni. Mi ha fatto sedere su un tavolo di fronte a lei e ha fatto fluttuare le mie gambe in una posizione di facilità. Dopo due minuti in neutro ha detto, "Vediamo se ha aiutato" ... è stata casuale nella sua sommatoria.

Ho pensato tra me e me, "Questo non aiuterà," ma la sua presenza mi parlava come nessun altro medico aveva mai fatto. La sua reputazione come Medico di Campagna era profondamente impressionante ... la gente la amava e si sapeva che era un'eccellente Osteopata. Diverse ore dopo il suo trattamento, il dolore e la zoppia erano spariti ... per sempre. Sono diventato suo studente per molti anni.

È ancora qui, in questo scritto e in questo insegnamento.

Prima dell'Osteopatia, era un'insegnante. I suoi appunti da Will erano esatti (come quelli del Dr. Wales). Ogni visita a casa sua era un evento. Preparava una lezione per ogni visita, con una cura per i dettagli che all'inizio ho

trascurato mentre mi affrettavo a padroneggiare il "Lavoro," come lo chiamava.

Dopo che ho tolto il mio auto- assorbimento, ha presentato un piano per quella sera e per i "compiti a casa." Un giorno, molti anni dopo, ha detto, "Non ho più nulla da insegnarti."

Non desideravo altro che continuare a essere in sua presenza. Lei aveva finito. Ero con il cuore spezzato ... lunghi anni di disciplina, grande sfida, amore oltre ogni tempo, tutto sembrava minacciato di svanire ... ma non fu così. Lei era una vera Insegnante, e il suo congedarmi fu una lezione di distacco per entrambi. Morì diversi anni dopo ... Quello che segue è frutto del suo sforzo di preservare la Tradizione.

Il concetto di pelvi è stato diviso in Anatomico, Funzionale e Biodinamico. Oltre tutte queste etichette accademiche c'è la Vera Pelvi.

Il trattamento della ciotola pelvica, come lo affrontiamo, è arrivato attraverso Sutherland, probabilmente da Still. Le prime lezioni che tenne, negli anni trenta, promuovevano quello che divenne noto come BMT (tensione membranosa bilanciata—ci sono diverse varietà) ed evolse fino a dove è oggi, lavoro senza anatomia. Sono sicuro che quello che stiamo facendo non è niente di nuovo per Will Sutherland. L'insegnamento che fece era difficile perché gli Osteopati volevano un approccio meccanico e, come ci hanno detto molte volte Anne Wales e Alan Becker, "L'insegnamento dei fluidi era impossibile; molti lo trascurarono e non poterono andare oltre." Il risultato di ciò fu l'abbandono della prima edizione di *Osteopathy in the Cranial Field* per un periodo di quasi quarant'anni.

I PRINCIPI DEL TRATTAMENTO

Pratico

*Inizia con il paziente seduto, di fronte a te.

*Mantieni uno spazio di un pollice tra le ginocchia del paziente e il tavolo.

*Questo permette che lo spostamento automatico avvenga più facilmente.

*Fai in modo che il paziente si rilassi per rimuovere qualsiasi tensione posturale.

*Fai inclinare il paziente a destra e infila la tua mano destra sotto la pelvi sinistra; ripeti sul lato destro ... ora, entrambe le mani stanno tenendo una ciotola di "acqua."

*Gli ischi sono appena mediali alle tue mani; puoi apprezzarli e lo spazio tra di essi. Man mano che la gravidanza progredisce di mese in mese, questo diametro cambierà ... il tessuto si trasmuterà e si ammorbidirà ... questi cambiamenti sono indicatori di un normale spostamento metabolico nella funzione del tessuto mentre diventa più simile a un gel.

*Il test del movimento del pavimento pelvico è circonferenziale, sia in senso orario che antiorario. Questo semplice ed efficace uso del BMT è ottimo per l'addestramento degli studenti. Prenditi un momento e controlla questo, solo per revisione. Non useremo le informazioni sul tessuto per il trattamento.

*Il nostro obiettivo oggi è utilizzare la Linea Mediana come agente terapeutico, quindi percepiremo una ciotola d'acqua—niente anatomia, nessun test di movimento.

*Troviamo quindi la Quiete Centrale e aspettiamo che la nostra coscienza venga spostata.

*Non "prepararti" o tentare di essere "presente."

*C'è una Linea Mediana interna e un Asse Trasversale che si possono spesso

vedere quando la mente è risvegliata dalla Marea. Se vediamo queste linee, saranno traslucide e immobili, non nere e magnetiche. Se si verificano, allora trova la Quiete Centrale da cui emergono.

*Quando vieni portato nel trattamento non ci sarà anatomia, solo un gel modellabile e/o una cucitura somatica viscerale nell'intera cavità addominale- pelvica.

*Una volta che la nostra coscienza si sposta, diventiamo consapevoli della Quiete Centrale e della Zona D.

*Un'ampia, morbida onda simile a un gel si muoverà lentamente intorno ai bordi dell'area.

*Osserva, non guidare.

*Se vedi l'anatomia, allora hai aggiunto troppo di te stesso.

*Ascolta l'Intero della Respirazione Primaria mentre gli eventi locali progrediscono.

*Alla fine, tutto è omogeneizzato, quieto, fermo ... non si vede alcuna onda.

*Lascia che questo maturi, e poi verifica il riequilibrio.

Il trattamento durante la gravidanza ha molto potere.

Se la paziente è in travaglio, potrebbe appoggiarsi sulle tue spalle per riposare durante le contrazioni.

TRATTAMENTO DOPO LA QUIETE CENTRALE

Lo stile di trattamento che segue la Quiete centrale agisce sulla tua consapevolezza e può essere "nulla" se non un semplice movimento di Quiete. Questa attività spesso inizia con una consapevolezza di una quiete incapsulata nella pelvi o nell'addome... come una pozza di acqua ferma ... Poi, invece di un processo di modellamento simile a un gel caldo, la Quiete riempie metodicamente tutta la Zona A, poi tutta la B, poi tutta la C, poi tutta la D ... poi ... si percepisce un'interezza incarnata, e una trasparenza alla Presenza della Marea, Creazione e Amore ... l'osservatore guarda questo accadere ... sembra così poco, così facilmente ... ed è finito.

La chiave è lasciare che la marea ti centri

I PUNTI CLINICI DEL TRATTAMENTO DEL BACINO DURANTE LA GRAVIDANZA

I principi che abbiamo esplorato qui sono molto utili in molte situazioni. Qualsiasi disfunzione dei visceri pelvici, del flusso linfatico, del soma, ecc., può essere affrontata attraverso i principi che abbiamo usato oggi.

Periodo Prenatale

Per favore, ricorda che non stiamo visualizzando l'anatomia grossolana o gli elementi segmentali. Qualsiasi mentalità che si concentri direttamente sulla lesione, per rilasciare la tensione somatica, non riuscirà a coinvolgere il potere del silenzio dinamico e non abbraccerà l'intero del paziente.

I risultati clinici sono proporzionati all'applicazione di principi che non sovrastano la marea e la sua saggezza. Questo richiede disciplina da parte tua per non applicare principi biomeccanici quando si utilizzano leggi superiori di guarigione. Questo è difficile da accettare per molte persone.

Quello che potresti vedere, senza visualizzare, sono le cuciture, le dinamiche spaziali pre-segmentali della matrice che si piega come un intero. Durante il trattamento vediamo spesso una cucitura ovale tra le funzioni viscerali e somatiche dell'addome e della pelvi, come uno spazio unico.

Il trattamento dalla pelvi cambia la dinamica dei visceri (utero, pavimento pelvico, prostata, vescica, intestino, giunzione toraco-addominale, eccetera).

Durante la gravidanza, quando i sintomi adattivi del paziente esprimono frequenza urinaria, pirosi, dolore al pavimento pelvico e molti altri problemi individuali, questo approccio funziona davvero facilmente.

Il trattamento si percepisce come un gel caldo, che si modella facilmente, e in breve tempo termina in uno stato Neutro. Fai attenzione a non trattare eccessivamente. Se lo fai, ti stancherai. Il trattamento avviene intorno ai bordi del sacco viscerale, ma all'interno della parete somatica ... in un'onda calda, modellante, simile a un gel.

Ricorda la meditazione della centratura intorno ai bordi in sé stessi, e come ciò permetta alla relazione con la Linea Mediana e la sua Potenza di esprimersi? Bene, qui lo stiamo vivendo .

Se lavori in questo modo prenatale, preverrai la malposizione fetale. Anche se non fai nascere bambini, scoprirai comunque che molte persone cercano il trattamento durante la gravidanza. Man mano che tratti alcuni, altri verranno, perché il trattamento funziona.

Se il paziente non si presenta fino alle ultime settimane di gravidanza, potresti pensare di utilizzare la tecnica del "girare il bambino" così come l'approccio alla ciotola pelvica.

Se leggi i commenti del Dr. Still sull'ostetricia, troverai abbastanza pensiero osteopatico per curare qualsiasi atteggiamento ortopedico che potresti aver acquisito nei tuoi studi. La maggior parte dei professionisti della salute non pensa in modo osteopatico. Dobbiamo rivendicare la nostra professione vivendola. Uno dei punti di forza di Still è la sua consapevolezza dell'intero come realtà. Nella sua descrizione dell'equilibrio del pavimento pelvico (*Philosophy of Osteopathy*, sezione sull'Ostetricia), coinvolge le "parti molli" sopra il pube e il pavimento pelvico ... Dice poco ... se questo piano viene seguito durante l'ultimo trimestre ... sentirai il tessuto diventare un gel, davvero.

Quando i principi biodinamici sopra menzionati vengono applicati nel modo da lui descritto, l'intero perineo diventa un gel, facilmente modellabile verso una nuova forma e fisiologia (trasmuta). Poi, mentre diventa un sincizio, si omogeneizza ... poi il movimento della respirazione toracica si svuota attraverso il campo del pavimento pelvico. Qualcosa di bello accade quando un semplice, profondo neutro matura. Questo aiuta la vescica ad adattarsi; i tessuti diventano un gel e la cervice si appiattisce, si ammorbidisce e si apre. La trasmutazione è in atto.

La realtà del tessuto che diventa gel è, di per sé, una verità che si può percepire. Quindi rileggi Still e verifica se le sue parole contengono Verità.

Verso il settimo mese, si verifica un altro fenomeno, che dimostra il principio che lo Spazio si apre nel Silenzio Dinamico del Protoplasma, e la funzione si muove, creando forma. Questo è un fatto di grande importanza. È per questo che non raccomandiamo di cercare di rendere la pelvi simmetrica manipolandola. Durante la metà del terzo trimestre, mentre tieni la ciotola pelvica, sentirai uno spazio inscritto nel Campo Fluido che segna lo spazio che si sta aprendo come canale del parto, nel quale il bambino può facilmente trovare un percorso (la sua posizione per il parto) verso il pavimento pelvico. Mentre il bambino va a sinistra o a destra, si avvolge attorno alla Linea Mediana, e quando la testa arriva in questo mondo è perfettamente centrata di nuovo, sulla linea mediana (la sutura sagittale si centra sui pube). Questo è piuttosto notevole da osservare, specialmente se pensi che la nascita sia un'interfaccia meccanica tra le forze del tessuto, e che nessuna preparazione sia prevista dalla Madre Natura e dalle sue Agenzie.

Si vede lo Spazio aprirsi prima che questi eventi si verifichino, non durante l'evento stesso, per forza; la forza è solo alla porta finale.

Tutti questi principi sono piuttosto belli. Non sono creati dalla scienza ... Natura e la Marea hanno guarito le nostre menti e sensi e ci hanno svelato qualcosa di prezioso, e attraverso quella testimonianza è nata una Tradizione. La Scienza dell'Osteopatia.

DURANTE IL PARTO

Il movimento del lavoro riceve supporto e saggezza da molte fonti. La Marea lunga gioca un ruolo nel mettere in moto l'interezza dell'evento. Viene dal Mare intorno al paziente e in qualche modo Misterioso catalizza la maturazione e il trasporto della madre, del bambino e del padre in un nuovo mondo. Se i genitori sono consapevoli di queste cose, allora il risultato è profondamente spirituale e appagante; altrimenti, il suo esito ha una varietà di espressioni.

Il movimento nell'assistenza sanitaria oggi è pensare alla gravidanza come qualcosa da superare, poi la vita, invece di diventare di più, è costretta a tornare al suo schema precedente. Il risultato è che il vecchio schema richiede l'organizzazione di una nuova forma attorno al vecchio, e i livelli di stress aumentano. Questo richiede un po' di educazione da parte nostra al paziente, ma spesso alla fine viene trascurato.

Il travaglio dovrebbe essere supportato da qualcuno con intuizione e il tempo per dedicarsi all'evento. Il Dr. Still credeva che l'osteopata dovesse rimanere con il paziente per tutto il tempo. Le ostetriche sono eccellenti. Il trattamento durante il travaglio consiste nel far sedere il paziente, come nella pratica. Questa posizione supporta il movimento fetale, e la madre può appoggiare le braccia su una delle tue spalle. Il trattamento sarà evidente, poiché le forze della marea sono estremamente potenti e concentrate.

Il trattamento non è una routine. È necessario solo se qualche forma di inerzia entra nel processo o se il mal di schiena è eccezionale. La madre spesso troverà la posizione riposante, e tra le contrazioni può riposare sulla marea (sembra sonno). Partecipare a questo servizio è un privilegio.

Risveglia in noi la via della natura e ci dà una conoscenza che non si trova altrove se non attraverso l'arte dell'osteopatia vivente. Il compito di "centratura intorno ai bordi" può aiutare la nostra comprensione del ruolo della marea lunga nel movimento del parto, sia letteralmente che figurativamente. Abbiamo bisogno della marea per maturare la nostra coscienza, per collocarla in un nuovo sensorio.

TRATTAMENTO POSTNATALE

Il viaggio si completa. Ora le forze che hanno creato tutta la crescita e il cambiamento nella madre e nel bambino continuano a lavorare verso l'interezza. Il bambino entra in un nuovo cerchio. Ne discuteremo altrove.

La madre subisce un gran numero di cambiamenti segmentali ormonali, mentali e viscerali. L'utero, ad esempio, deve cambiare dimensione. È cresciuto fino a raggiungere la dimensione del diaframma (anche le ovaie). Ora ritorna nella pelvi. Il "sacco" peritoneale si è mosso insieme ad esso. Il Corpo Fluido ha aperto tutti questi cambiamenti prima che il tessuto si trasmutasse e cambiasse forma. La forma della testa è cambiata, le tende superiori e inferiori si sono mosse in modo drammatico, il pavimento pelvico è diventato morbido e simile a un gel, i seni hanno cambiato forma. Il contenuto di grasso corporeo si sposta, gli ormoni si muovono tutti in modo caleidoscopico, il senso di sé cambia, la fede aumenta o diminuisce, l'intestino e la vescica si muovono, il fegato è occupato, la placenta è sparita, il sistema immunitario si riadatta, il cuore si apre e si apre, la Zona B diventa comune, eccetera. Chi può muovere tutto questo contem-poraneamente?

Ci sono diversi punti salienti della Biodinamica dell'Osteopatia nel Campo Craniale che vorrei evidenziare come aree che necessitano di valutazione. Come è stato notato sopra, le tende cambiano durante la gravidanza. Se non si dispiegano dopo il parto, il paziente può avere disfunzioni tiroidee, mal di testa, lieve ipertensione, eccetera. Il principio del trattamento è l'intero, ma se questo non è facilmente raggiungibile, allora si può andare alla cucitura tra le tende e trovare la Marea lunga come abbiamo fatto nella Fase Tre. Il trattamento è semplice, quindi non indugiare troppo cercando di sistemare il tessuto. I risultati sono immediati (quarantotto ore o meno). Ricorda che il nucleo del sistema ormonale si trova al fulcro dell'origine delle tende, e si sviluppano come un unico movimento. Mentre la Marea lunga agisce, muove tutto. Ecco perché, una volta iniziato il trattamento, nessuna anatomia è visibile. Il prossimo luogo da valutare, se l'intero non risponde, è la cucitura toraco-addominale.

IL PRIMO RESPIRO

Il primo respiro di un neonato è sempre stato un momento di meravigliosa bellezza e sollievo.

Nei testi di pediatria ci sono molti punti notevoli di valutazione e rimedio che si dovrebbero già conoscere.

Questo commento, quindi, riguarda i segni vitali osteopatici relativi a questo Primo Respiro e come ciò crea slancio per problemi di salute presenti e futuri. Poco è scritto su questo argomento, ma l'insegnamento orale è stato tramandato per decenni.

Tutti i corsi che ho frequentato menzionavano il Primo Respiro. La persona che mi ha fatto più senso è stata il Dr. Fulford. Si concentrava sulle conseguenze a lungo termine nelle persone che non avevano completato il Primo Respiro, quelle che erano desincronizzate.

La completezza è necessaria.

La pienezza del completamento risulta in un individuo intero allineato consapevolmente e in grado di funzionare liberamente. Queste parole provenienti dal Dr. Fulford erano poche e preziose. Cosa intendeva?

La mia comprensione, mentre parlavo con lui, si basava sulla conoscenza del percorso mistico che aveva seguito e su cosa significassero le parole *intero, individuo, allineato consapevolmente* e *libero arbitrio* nel Linguaggio Sacro.

I bambini sono straordinariamente completi, interi e liberi. Si sviluppano da un progetto di vita stabilito al concepimento. Affinché lo sviluppo possa svolgersi continuamente, si deve avere un fulcro ben stabilito tra la Respirazione Primaria, la Respirazione toracica e l'Accensione.

Al momento del Primo Respiro, le esigenze della vita aumentano severamente ... l'Accensione crea più fuoco, la Marea lunga è orchestrata, il Silenzio Dinamico si riversa attraverso la Linea Mediana, e mentre l'aria entra nei polmoni, Un Respiro è fissato nel tempo mentre l'Eternità arriva a riva.

Questa sarebbe la mia comprensione dell'Interezza che il Dr. Fulford mi ha menzionato nel 1979.

Essere un Individuo, nella terminologia del Dr. Fulford, significa seguire il destino dello sviluppo, non le immagini mondane. Il viaggio per il Dr. Fulford era ascoltare l'Amore dietro la Creazione e seguire la Sua voce. Il risultato di questo duro lavoro sarebbe diventare ciò per cui Dio ha creato uno, non ciò che la genetica e l'ego potrebbero sovrapporre.

Il Primo Respiro stabilisce la Memoria e l'Unità vitale che porta il proprio Nome. Se il Primo Respiro è debole, la nostra lotta per conoscerci potrebbe essere prolungata e la maturità spirituale ritardata (prolungando il senso di isolamento).

Essere Consapevolmente Allineati significa, nel contesto del suo lavoro, essere consapevoli della Volontà Divina e avere un bisogno istintivo di essere in presenza di Amore e Perfezione.

Il libero arbitrio, come lo definiva il Dr. Fulford, è quando uno non è schiavo di abitudini o credenze. Si è liberi di essere spostati dal movimento della Mano del Creatore. Si è liberi di alleggerire il carico della sofferenza del mondo. Si è distaccati, imparziali verso tutto, e si risponde al dispiegarsi dell'amore di Dio. Questo non è 'a casaccio', seguendo il flusso... è amore che incontra Amore senza un risultato preconcetto.

È senza paura di fronte alle proprie lesioni.

Nella Visione Biodinamica, il Primo Respiro è relativo.

Il Primo Vero Respiro avviene al momento o prima del

concepimento. Ovviamente, la respirazione toracica (O_2 scambio metabolico) inizia molto prima della nascita.

La Presenza della Respirazione Primaria che guida il concepimento è un Principio Biodinamico che emerge sia dall'Osteopatia che dall'Embriologia.

Il Respiro della Nascita è il primo respiro terrestre e, idealmente, toracico, primario, e l'Accensione si muovono insieme come Uno. Le diagnosi relative a questo sono trattate nella Fase Due di Pediatria.

Pensa alla capacità della Zona B di svolgere il suo lavoro, di realizzare il dispiegamento del progetto della Vita se il Primo Respiro è desincronizzato e indebolito.

Il primo indizio di ciò, se non sei addestrato a vederlo attraverso le dinamiche del corpo fluido, è la lentezza nel rimodellamento della testa dopo la nascita. Questo dovrebbe essere un campanello d'allarme che c'è un problema nel Core.

Al concepimento l'Immagine Divina è Soffiata nel protoplasma (argilla). L'immagine perfetta è creata; la chiamiamo la Salute. Questo è un punto di riferimento per la normalità indispensabile per la guarigione e il dispiegamento. Senza questo, la vita non avanza, termina. Il protoplasma è la prima sostanza modellabile che può contenere un'immagine, e l'immagine è infallibile nel suo tempismo e geometria. L'iscrizione è Immortale.

Questo potrebbe essere chiamato Il Primo Respiro Assoluto.

La riflessione su questo supera la storia scritta della vita umana.

Ognuno di noi deve riflettere su questa verità alla luce dei risultati clinici e personali che sperimentiamo giorno per giorno nel nostro lavoro.

NASCITA

Fuoco ... Accensione ... O_2... Silenzio Dinamico ...

Tutti Respirano Il Bambino ... Un Respiro ...

L'Incarnazione si Sviluppa.

IL NEONATO

La Biodinamica offre diversi corsi focalizzati sul trattamento dei neonati. Il periodo di tempo nella Fase Quattro limita il nostro lavoro solo alle Terapie della Linea Mediana.

Un neonato per i nostri scopi è un bambino fino all'età di un anno.

L'orientamento della Linea Mediana è assoluto nello sviluppo di tappe salutari. Questo include diversi aspetti della Percezione ... consapevolezza generale, fissazione orizzontale del riflesso oculo-vestibolo-cefalico, centratura e discernimento immunitario, flessibilità dell'attenzione e legame (Zona B).

Siamo funzionali solo quanto è funzionale la nostra relazione con la Linea Mediana.

Per un bambino, la Zona B è un "corpo" collettivo. Include entrambi i genitori e altri membri della Famiglia ... tienilo presente mentre stai trattando!

I bambini non percepiscono una Zona A a meno che non siano traumatizzati.

Saranno dimostrati diversi tipi di trattamento:

Rilascio lungo l'asse del corpo fluido

Un rilascio facile e molto efficace della compressione dalla corona al trump durante il parto, utilizzando azioni dirette brevi e indirette prolungate in relazione al Corpo Fluido.

Relazione tra Linea Mediana falsa e vera

Un modo semplice ed efficace per ristabilire la relazione tra Soma e la vera

Linea Mediana.

Inversion

Permette al Corpo Fluido di svolgersi nel Mare; il bambino si tradurrà nello spazio.

L'inversione è stata scoperta accidentalmente da Stuart Korth e da me, indipendentemente l'uno dall'altro. È stata utilizzata migliaia di volte da entrambi noi e da molti altri clinici.

Comporta il capovolgimento del neonato tenendo la pelvi. Questa, naturalmente, era la posizione del bambino per gran parte del tempo in utero. Sembra naturale al bambino, ma a volte gli spettatori possono chiedersi cosa stiamo facendo. Spiegaglielo. Il bambino si muoverà nello spazio con grande forza che potrebbe sorprenderti, quindi tienilo più saldamente di quanto pensi sia necessario, mantenendo il bambino vicino a te.

Il bambino non mostrerà segni di stress fino a quando non si avvicinerà al Punto di Quieto, quando potrebbe piangere facilmente per un momento mentre la memoria della nascita viene trasmutata.

Poi, quando il bambino arriva al Neutro, emetterà un suono dolce, un piccolo "Om." È davvero notevole.

Al Punto di Quieto, l'aria è carica di un senso di pace, e il bambino è sospeso contento. La potenza presente nelle girazioni è una vera lezione sulle forze di marea che sostengono la vita. Non l'ho mai ripetuto una seconda volta.

Testare il movimento della potenza di tensione reciproca (RTP)

Si muove facilmente in entrambe le direzioni? Questo ci dice se il Corpo Fluido ha un buon range di funzione compensatoria ... questo ovviamente determina quanto bene si affronta lo stress di qualsiasi tipo

... È anche un indice della capacità di Neutro (cambiamento).

Il Primo Respiro

È stato un unico movimento? Vedi il commento alla pagina successiva.

L'Accensione è adeguata?

I bambini lesionano come un Intero. Man mano che maturiamo come Osteopati, questa realtà sostituirà molti dei nostri concetti anatomici.

Ci sono altri fattori da considerare che sono utili, ma come primo trattamento questo è abbastanza.

Nascita

La nascita è un CV4; le forze compressive sono di 80-100 psi. Dopo la nascita, il Corpo Fluido rimodella e riposiziona tutto in un processo simile a EV4.

Il Corpo Fluido ha bisogno di una buona Accensione per fornire la forza (guida fluida) per il rimodellamento.

LA LINEA MEDIANA

La Linea Mediana è una storia che cambierà molto mentre interagisci con essa.

L'idea di una Linea Mediana separata dalla linea mediana notochordale o dalla linea mediana gravitazionale non è apparsa in Embriologia o Osteopatia fino alla sua introduzione nel modello Biodinamico nel 1982.

I nostri concetti lineari di cosa sia una Linea Mediana cambieranno di magnitudine man mano che acquisiamo esperienza lavorando con essa. Allora vedremo qualcosa di veramente Intero, e oltre le leggi della semplice geometria. La Linea Mediana dell'Interezza è infallibile e perfetta nel suo formato; è un luogo, non una linea.

Dobbiamo anche ricordare che vediamo la Linea Mediana in uno stato di espressione compromesso, perché il paziente, noi stessi e la nostra educazione di base velano la Grande Interezza che risiede nella Geometria Divina della Vita, Creazione, Rinnovamento e Guarigione. Vedere la Linea Mediana in un sistema perfetto significa comprendere l'Interezza della Creazione e della Vita come un evento singolare.

Quello che vedremo sono le lesioni che limitano l'espressione della Linea Mediana, e dobbiamo imparare a trattarle. Ricorda, stiamo lavorando con sistemi rotti. Questo non significa che la Linea Mediana possa lesionarsi. Quello che abbiamo sono false linee mediane (compensazioni), e queste possono essere scambiate per La Linea Mediana. Pertanto, un compito fondamentale è discernere la differenza tra le linee mediane vere e false. Un aspetto del conoscere la differenza è l'effetto di ciò che vediamo sulla nostra coscienza... questo ha un grande significato.

Come siamo, stiamo limitando il Movimento della Creazione. Non c'è nulla di cui preoccuparsi o allarmarsi, ma è il motivo per cui noi e il paziente viviamo le cose nel modo in cui lo facciamo. Molte persone mi hanno chiesto e hanno promosso l'idea che la Linea Mediana Perfetta sia nella posizione perfetta, dentro di noi (cioè, Zona A). Non è così. Se siamo con la Salute, allora ne troveremo la grandezza.

La Vera Linea Mediana non esprime un'anatomia separata dalla Saggezza; pertanto, bisogna fare attenzione alla conoscenza prematura che può essere fuorviante. Quando siamo abbastanza consapevoli, il Perfetto si rivelerà. Il nostro obiettivo qui è comprendere il processo di lesione e la disorientazione dell'anatomia in noi stessi e nel paziente come un allontanamento dalla Sana Vera Linea Mediana.

Abbiamo già visto alcune espressioni della funzione della Linea Mediana quando abbiamo studiato le Fluttuazioni Assiali e il "fluido nel fluido" nella Fase Due. Abbiamo visto che la potenza (potenza di tensione reciproca, fluido nel fluido, fuoco) sembra sorgere dal centro e muoversi verso la periferia mentre crea la forma della Zona B. Il fuoco che ci costruisce ha una Saggezza interiore che porta non solo potenza ma anche forma, funzione e perfezione in ogni respiro. Quando è libero di esprimersi, trasmuta le nostre lesioni (Zona A) e crea una Zona B. Abbiamo visto questo nella nostra meditazione e nel trattamento.

LE FUNZIONI DELLA LINEA MEDIANA

Il principio più importante nella Fase Quattro è che la Linea Mediana ci "centra".

Questo richiede che siamo Neutri e lasciamo che la Linea Mediana ci centri... quanto tempo ci vuole... secondi... come lo sappiamo... vediamo la nostra mente spostare la sua consapevolezza dove la MAREA la porta... il Mare del Silenzio. Questo svelamento è Donato, non preso, dal nostro stesso potere.

Possiamo credere di essere più consapevoli degli altri. I sintomi di questa illusione sono solitudine, falsa umiltà, impazienza con gli altri, credere che la nostra convinzione sia corretta per tutti... pertanto, mancheremo la diversità dell'Interezza e la Carità della Comprensione. In altre parole, non siamo liberati dall'essere "centrati," ma imprigionati dalla forza di volontà. Ciò che è acquisito solo dalla Generosità della Creazione non può essere posseduto. Ciò che prendiamo con la forza non porta Pace, solo una sofferenza più sottile. Essere Centrati dalla Marea rimuove un grande peso dalle spalle di una persona... ci rendiamo conto che non siamo il Centro della conoscenza e dell'essere... siamo un'espressione della Vita... questo include l'essere impotenti a controllare le forze Interiori di Guarigione oltre il livello del sollievo sintomatico. Iniziamo, come sempre, con le Funzioni Sane... Qui, poiché stiamo andando oltre i ritmi, facciamo uno sforzo per percepire (ascoltare) il Silenzio Dinamico al centro, invece dell'anatomia. Ascoltiamo con le nostre mani un Silenzio, e nessun altro fenomeno (Corpo Fluido, eccetera). Quando lo sentiamo, ascoltando in modi diversi fino a quando non è svelato, la nostra consapevolezza è mossa dal Meccanismo al Mare Intorno a Noi... diventiamo centrati dalla Marea (cioè, sincronizzati). Il compito qui non è andare nella Zona D ma essere portati in un cambiamento di consapevolezza che ci porta in Un Oceano di Silenzio... questa è la chiave per esplorare le Funzioni della Linea Mediana... Facciamo questa sincronizzazione per lo stesso motivo delle altre Fasi, cioè, per non disturbare o lesionare il paziente con la nostra attenzione alle lesioni e ai principi Allopatici.

Quando entriamo nel Mare Intorno a Noi, è silenzioso e pieno. Non siamo più consapevoli della Marea lunga o dei ritmi. Siamo nel Silenzio Dinamico. Una volta sincronizzati, si possono apprezzare diverse funzioni della Linea Mediana.

Linea Mediana

Silenzio Dinamico

Accensione, luce, calore

Potenza, Silenzio Dinamico

Potenza, potenza di tensione reciproca che si muove attorno al nucleo come una Zona B

Potenza di tensione reciproca in lesione, la Zona B è trattenuta come un campo compresso di potenza di tensione reciproca

Accendi il fuoco, accensione, Scintilla di Vita

Allineamento Spaziale di Forma e Funzione (crescita, guarigione, rinnovamento e cambiamento automatico)

Organizzazione Segmentale (linea mediana secondaria)

Sincronizzazione delle parti con l'Intero (durante il trattamento ciò avviene durante le pause)

Riflette l'Unità della Natura, della Vita e del Divino

Generazione di forze vitali e fluttuazioni assiali

Agisce come un "Fulcro Unico" sospeso nel Mare Intorno a Noi

Collegamento al Nucleo

Porta per il Potere Terapeutico

Centro della Salute

Trasformatore... converte i tassi

La saggezza è una Funzione immunitaria

Relazione compensatoria residua con lesioni

Interezza
Funzioni senza Polarità autonomica (simpatico/parasimpatico), trofico
Centro per tutte le Zone e il Collegamento oltre verso le Stelle
Non può lesione
Non è la linea di gravità, né è la linea mediana della Terapia Polarity

Durante la pratica, vedremo solo alcuni dei punti sopra. Si prega di notare che non c'è Zona A.

LA LINEA MEDIANA, PRATICA UNO

Fai osservazioni in diversi siti (cranio, torace, piedi, coccige). Se nulla viene facilmente, passa a un altro luogo. Non forzare la tua attenzione. Lascia che la Quiete centrale trasmuti la tua consapevolezza e apra il paesaggio.

Assicurati che il paziente sia in Neutro sulla Marea lunga o Silenzio Dinamico. In caso contrario, aspetta o riequilibra il paziente.

Prendi nota di quali aspetti vedi facilmente e quali sono vaghi. Ricorda, non verrà utilizzata anatomia per questa Fase.

Cose di interesse:

La Quiete Centrale: una volta che la percepisci, trasforma la tua mente nell'Oceano intorno e attraverso il paziente.

Luce: luce morbida, liquida che è centrale. Entrambi i suddetti sono aspetti della Salute.

Oscurità intorno alla Salute centrale: questa è potenza di tensione reciproca ristretta, da sfumature simpatiche.

Forza Vitale: il movimento di Qualcosa attraverso tutto, come se tutto fosse una forza vitale trasparente: potenza morbida.

Il Mare Intorno a Noi: una piena Zona D e più.

Spazio senza anatomia, segmenti o ritmi, solo una quiete, e una sostanza plasmabile.

Infine, rivedi la Marea Lunga e la Linea Mediana ... si consapevole della Marea Lunga nella Zona D e del coccige come una porta. Quando la Marea

Lunga si avvicina alla porta e sei con la Quiete Centrale, cosa accade?

... Se ci si concentra sull'anatomia, può lesionare ulteriormente l'area intorno alla Linea Mediana (potenza di tensione reciproca) ... Il paziente può sentirsi confinato, spaventato, avere palpitazioni, desiderare di scappare o avere altri tipi di risposte istintive.

Una volta che stai vedendo qualcosa di importante, non lasciare che la tua mente ne venga assorbita. Se ciò accade, non ritirarti ... semplicemente vai alla Quiete centrale e aspetta che l'anatomia scompaia.

Se il paziente continua a reagire, vai alla cisterna chyli e trova la Marea lunga; aspetta e segui la Direzione della Facilità.

FUNZIONI DELLA LINEA MEDIANA

La Linea Mediana ci Centra

Quando tocchiamo la Linea Mediana, essa trasmuta la nostra consapevolezza, e diventiamo consapevoli della Zona D. Questo spesso accade così rapidamente che puoi perderlo, a causa delle tue aspettative di tempo. Cerca di vedere l'immediatezza del Cambiamento. Studia il cambiamento nello spazio e nel movimento mentre viene modificato dalla Potenza della Linea Mediana. La Linea Mediana è una Quiete centrale; mentre la percepisci, c'è un cambiamento nella coscienza.

Una volta che siamo stati sincronizzati dalla Quiete centrale, si possono apprezzare diverse funzioni della linea mediana.

Linea Mediana Silenzio Dinamico

Accensione, luce, calore Potenza, Silenzio Dinamico

La potenza di tensione reciproca si muove attorno al nucleo della Linea Mediana come Zona B.

La potenza di tensione reciproca nella lesione, la Zona B è compressa; il campo di potenza di tensione reciproca si aggrappa al centro, dando l'apparenza di una linea nera (falsa linea mediana).

Luce, fuoco, accensione, Scintilla di Vita.

Allineamento Spaziale di Forma e Funzione (crescita, guarigione, rinnovamento e cambiamento automatico)

Organizzazione Segmentale (linea mediana secondaria)

Sincronizzazione delle parti con l'Intero (durante il trattamento, questo avviene durante le pause).

L'Unità della Natura, della vita e del Divino. Generazione di Forze vitali e Fluttuazioni Assiali.

Agisce come un unico Fulcro, sospeso e in movimento nel Mare intorno a Noi.

Collegamento al Nucleo

Porta per il potere terapeutico. Centro della Salute Trasformatore ... converte i tassi. Centra la Funzione Immunitaria.

Relazione compensatoria residua con lesioni

Funzioni senza Polarità autonomica (simpatico/parasimpatico), trofico Centro per tutte le Zone.

Non può lesione

Non è una Linea di gravità, né è la Linea Mediana della Polarità, come descritto da Stone, D.O.

Si prega di notare che non esiste una Zona A.

Durante la pratica vedremo solo alcuni dei punti sopra. Concediti un anno per completare l'elenco.

LA LINEA MEDIANA, PRATICA DUE

Questo esercizio pratico tenta di rafforzare la comprensione che la Linea Mediana ha una relazione diretta con il soma, e che quando il soma presenta lesioni quella relazione rimane intatta ...

Sembra difficile per gli osteopati adattarsi alla realtà che la posizione somatica non è un sottoprodotto delle forze biomeccaniche. È ancora più difficile immaginare che le correzioni di posizione possano essere realizzate dal Corpo Fluido. Anche il soma ha una risposta posizionale al Silenzio Dinamico della Linea Mediana. Come è possibile?

Pensate ai bambini che si girano nell'utero dopo essere stati davvero bloccati in una malposizione fetale. Come è possibile che i bambini si girino senza le solite forze meccaniche, applicate con cinghie, e come si girano con i Principi Applicati?

Ci stiamo avvicinando alla domanda: una lesione osteopatica può cambiare posizione senza forze fluide o azione diretta o indiretta?

La pratica è facile. I principi sono facili, ma qual è il mezzo con cui possiamo spiegare queste attività? ...

Inizia con il sacro.

Il sacro ha molti tipi di movimento normale. Fai prima una diagnosi multilivello, poi possiamo vedere quanto cambiamento avviene o non avviene, usando i principi suggeriti.

C'è una restrizione posizionale... Ricorda, ci sono lesioni traslazionali. C'è una risposta alla Respirazione Toracica? ... Muove il sacro o lo attraversa?

C'è una risposta alla Respirazione Primaria? ... verso la lamina terminalis, durante la Fase di Inalazione della Respirazione Primaria.

La marea permea l'osso e lo trasmuta (cioè, respirazione intraossea)?

Tutti i segmenti si stanno muovendo? Ci sono segmenti lesionati (posizionalmente o come "Campi di Appassimento")?

Il trattamento consiste nel lasciar andare tutte le informazioni, percepire la Quiete Centrale e aspettare che la tua mente cambi (può richiedere solo un millisecondo, quindi osserva attentamente).

C'è uno spostamento di posizione come risultato delle Terapie della Linea Mediana?

La nostra prossima fermata è a C7.

Per darci una comprensione più completa dei principi, l'approccio qui è un po' diverso rispetto al Sacro.

Siediti al lato del paziente.

Trova il processo spinoso e i due processi trasversi di C7. La mano superiore è posteriore e la mano inferiore è a ponte sul collo e appoggiata sui processi trasversi (in un collo grande basta proiettare la percezione).

Senza usare l'anatomia, trova la Quiete centrale e aspetta come prima. Cosa accade? Si muove il soma?

Riequilibra il paziente prima di passare alla prossima area.

L'ATLAS

La storia di questo osso è interessante e dovrebbe essere rivista. La sua crescita, ossificazione, attacchi muscolari e neurofisiologia sono tutti importanti.

Durante le lesioni da estensione, l'Occipite si incunea in avanti nella convessità delle due faccette a forma di fagiolo, note come Atlante. Quando supera la sua barriera fisiologica, la matrice intraossea dell'Atlante si piega. La flessione intraossea è tale che il tubercolo anteriore si muove in avanti mentre i processi trasversi si muovono posteriormente e medialmente.

I piccoli muscoli della base cranica vanno "fuori controllo." Il meccanismo oculo-cefalico-vestibolare è sovraccaricato e i muscoli si contraggono.

I risultati sono gravi e facilmente diventano cronici. L'Atlante si blocca intorno ai condili mentre i muscoli si tendono e gettano la lesione nell'inerzia. Col passare del tempo, le ossa si modellano in deformità. Questa non è una lesione biomeccanica. Il fluido del tessuto e la potenza sono bloccati in un campo di lesione che si estende dagli occhi a T4.

La facilità del trattamento con le Dinamiche della Linea Mediana è motivo di riflessione. Una "brutta lesione" non significa che devi sforzarti di più.

L'Atlante è un luogo dove si intersecano molte geometrie.

*Una linea dal premascellare attraverso il tubercolo anteriore e l'arco posteriore (se l'osso è perfetto).

* Una linea trasversale attraverso i processi trasversi (se sono perfetti).

*Una linea verticale attraverso l'odontoide (se il segmento è perfettamente sulla linea mediana notochordale). Tutto questo è un'immagine di Salute... quindi come usiamo le Terapie della Linea Mediana per avvicinarci all'Atlante?

Innanzitutto, ogni lesione è imperfetta; la lesione non si adatta mai esattamente ai descrittori. Come mi disse una volta Rollin, mentre cercavo di vedere ogni dettaglio di una lesione, "Se continui a imparare e a vedere di più, vedrai che il vero campo di lesione potrebbe essere apprezzato solo se avessi un computer e dieci anni per trovare tutte le tensioni." Aveva assolutamente ragione!

Possiamo essere sovraccaricati e sopraffatti dalla conoscenza. Abbiamo bisogno della Saggezza della Marea per risolvere questo, e mentre lo fa imparerai molto sulla formazione delle lesioni così come sulla Salute, che la riporta verso la Linea Mediana.

Prima trova la morfologia del campo di lesione ... poi lascia andare l'anatomia.

Vai a una Quiete centrale ... osserva la tua mente cambiare. Cosa accade?

Riesci a vedere l'osso raddrizzarsi?

Dopo il punto finale, ascolta il tronco encefalico ... come va tutto? Riequilibra, se necessario.

L'UNIVERSALITÀ DELLA LINEA MEDIANA

La Linea Mediana è ovunque, esprimendo l'Architetto che muove l'"Intero." Questa è una Linea Mediana per la Salute.

Abbiamo Linee Median submicroscopiche e macroscopiche.

Ci sono linee mediane segmentali, linee mediane corporee, linee mediane individuali, eccetera. Ci sono Linee Median collettive (madre, padre e figlio, per esempio).

Ci sono Linee Median per l'Umanità (C. Jung, M.D.)

Ci sono Linee Median per la Coscienza (van der Post, *Il Volto Accanto al Fuoco*)

La Linea Mediana e la Zona B formano un rifugio.

C'è una Linea Mediana familiare non genetica e una Linea Mediana familiare.

Ci sono Linee Median tribali.

Ogni frequenza ha una Linea Mediana. Ci sono false Linee Median.

Tutte le Linee Median si collegano insieme.

L'UCCELLO. IL TERZO VENTRICOLO. L'ISTINTO E L'IMMAGINAZIONE

L'"Uccello" è un'immagine proposta da W. G. nel suo famoso insegnamento "Il Giro del Minnow" per descrivere la dimensionalità del Terzo e Quarto ventricolo.

L'Uccello, come immagine legata al CV3, è stato introdotto nella professione nel 1992 come una forma speciale di attività istintiva legata al "ritorno al Neutro" del sistema immunitario. Poco dopo, le precauzioni non sono state rispettate da alcuni, che hanno insistito su un CV3 forzato.

L'insegnamento biodinamico era un lavoro originale collegato alla ricerca svolta nella pratica dal Dr. Blackman e da me sul CV3 e sulla cintura dura anteriore. Le precauzioni che abbiamo prescritto non sono state universalmente rispettate, quindi iniziamo con un avvertimento.

"Un po' di conoscenza è una cosa pericolosa; bevi profondamente, o non assaggiare la fonte Pieriana" (prima pagina, 1a edizione, *Osteopatia nel Campo Craniale*).

Non usare azione diretta sul terzo ventricolo.

Non usare azione diretta sul tessuto della cintura dura anteriore.

Non usare azione diretta sul liquido cerebrospinale nel terzo ventricolo.

Non utilizzare la direzione sulla potenza di tensione reciproca nel terzo ventricolo.

Perché no? Il rischio è molto alto! ... altre tecniche sono più efficaci ... e qualsiasi neurofisiologo ti dirà che non abbiamo una mappa del Cervello.

Abbiamo quasi nessuna comprensione della Mente. La necessità di manipolare il Mondo Naturale è una carenza umana ... siamo responsabili delle nostre azioni.

L'azione diretta causa squilibri emotivi subliminali che non vengono percepiti dal paziente durante il trattamento ma emergono lentamente nel corso di mesi o anni e sono passività emotive irreversibili a meno che non vengano trattate biodinamicamente da qualcuno con molti anni di esperienza.

Gli intervistatori che mi hanno chiesto di questo continuano a scrivere e insegnare il contrario, anche se è stato detto loro più volte. Anche articoli che sono stati corretti da me, su richiesta dell'autore, sono stati poi cambiati di nuovo in una visione meccanica nella bozza finale. Non ho mai insegnato a nessuno a manipolare il terzo ventricolo, punto.

Il compito di permettere il Neutro nel terzo ventricolo è l'obiettivo di chiunque comprenda il lavoro di Sutherland. Il CV3 non si concentra sui centri di controllo respiratorio come il CV4, ma piuttosto si concentra sul Nucleo del sistema neuroendocrino immunitario, i centri per l'istinto e la consapevolezza emotiva profonda (subconscio). C'è così tanto qui che si deve ammettere un po' di umiltà. Quindi prima bisogna chiedersi, A cosa serve questo trattamento? Perché lo sto facendo?

Applicare tecniche al terzo ventricolo basate sui sintomi e coinvolgere il tessuto non porterà, a lungo termine, benefici al paziente. L'istinto ha milioni di anni ... dirigerlo o reprimerlo è un grave malinteso della neurofisiologia, della psicologia, degli stati di coscienza e del potere della marea. L'anatomia scompare una volta che si supera il ritmo di due o tre cicli al minuto. L'istinto opera alla marea lunga e oltre. Pertanto, vedere l'anatomia quando si tratta significa che non si è sincronizzati con il livello di attività necessario affinché il neutro sia facilmente stabilito all'interno della funzione che si sta osservando.

Stiamo cercando di permettere al terzo ventricolo di raggiungere il riposo. Questa è la funzione più importante del sistema immunitario e del subconscio. La mente istruita non è in alcun modo superiore alla mente del "vecchio cervello." Non è intelligente forzare la natura a rispondere. Lei compenserà, e ciò potrebbe significare una seria fragilità mentale per il paziente.

Will Sutherland quasi morì imparando il CV4. Non sperimentò sui pazienti. Era interessato alla respirazione toracica proveniente dal Neutro più profondo possibile, perché vedeva quello stato come profondamente curativo. Stava esplorando. Scelse il V4 per la sua relazione con la respirazione toracica.

Fece errori. Imparò a non usare la forza. L'eredità è nostra se lo desideriamo. Il risultato dei suoi errori fu "allontanarsi il più possibile dal contatto fisico." (W.G.S.)

Non forzò i trattamenti (vedi 12 aprile 1948, in *Contributions of Thought*). Il cambiamento mentale verso una piena comprensione di ciò richiede umiltà, sottomissione a una Mente superiore e un Insegnante che vegli su di te, affinché tu non fallisca nel vedere chiaramente i tuoi atteggiamenti.

Dovremmo stare attenti a non sacrificare l'intero per riparare la parte.

Questo lavoro è eccezionale, ma dobbiamo imparare a comunicare con la Natura, non a controllarla come fa la Medicina allopatica. Quando il Dr. Sutherland inizia "Il Giro del Minnow," ci invita a usare la nostra Immaginazione. Cosa significa questa parola per te?

Nel mondo tecnico di oggi, la parola immaginazione ha connotazioni negative. È disprezzata dagli intellettuali e spesso usata per insinuare che una persona in contatto con l'Immaginazione sia psicologicamente instabile.

Sutherland era un giornalista, un esperto di parole. Scelse le sue parole con precisione.

L'immaginazione è "il genio della facoltà creativa della mente nel suo aspetto più elevato."

Questo non significa pensare e fare, significa qualcosa di più essenziale. L'Immaginazione dei bambini preoccupa alcuni psicologi.

L'Immaginazione degli anziani viene ignorata. Siamo addestrati a non fidarci di essa in noi stessi.

Se uno si svuota di ciò che sa e segue l'Immaginazione, essa apre porte a una Realtà che supera la conoscenza della scienza popolare e conduce a una conoscenza che è Neutra, Fermo, e indiscutibile, anche se la mente condizionale dice che non è vero.

I nostri grandi insegnanti non avevano paura di sfidare sé stessi. L'immaginazione si raggiunge solo negando a sé stessi l'esperienza del pensiero moderno e entrando in allusioni (non illusioni) che presto diventano principi di vita e trattamento. Sutherland lo fece nel "Tour." Come vediamo nella storia, la verità si dimostra nella pratica.

Oltre l'immaginazione c'è il senso diretto del Divino. Memoria che vive nell'eternità. Tutto questo è connesso con la salute dentro di noi. A ogni livello, si accede a nuove attività mentali. La richiesta di Sutherland di usare l'immaginazione deve essere esplorata in modo serio.

La pretesa che tutto debba soddisfare i metodi della ricerca scientifica popolare è un sistema di credenze ristretto, non una realtà oggettiva.

L'arte dell'osteopatia precede la scienza dell'osteopatia.

L'uccello e il terzo ventricolo sono la saggezza di milioni di anni di vita. Hanno una banca dati, una memoria crescente della vita che vede oltre qualsiasi cosa tu possa essere addestrato a diventare, ma non supera chi sei, nella tua salute.

ACCENSIONE

Il Fuoco è ed è sempre stato un elemento prezioso della Vita. Il Motore della Vita e la sua Scintilla erano realtà per il Dr. Still. Il Dr. Sutherland ha continuato l'apprezzamento di Still per il Fuoco.

Il Fuoco è necessario. Il Fuoco è vitalità.

Il Fuoco mantiene vivi i nostri processi metabolici, che creano un altro fuoco che muore nella combustione calorica.

Il Fuoco è lo Spirito della Respirazione Primaria, creando l'Interezza della Vita. Il Fuoco catalizza il Respiro dei ritmi e crea la Forma della respirazione.

Il Fuoco è la Luce della Coscienza e della Saggezza nelle storie tradizionali. Il Fuoco è la Passione della Devozione, della fiducia nella Marea.

Il Fuoco brucia, trasmuta le Lesioni, ma non diminuisce la sua riserva. Il combustibile è calore, la Generosità di un Cuore Caritatevole.

Il Fuoco è luce che Vede.

Il Fuoco è il custode della Lampada che illumina il nostro cammino. Il Fuoco consuma le scorie, lasciando l'oro (Salute).

Il Fuoco crea Guida Fluida.

Il Fuoco genera la Fluttuazione Longitudinale, si diffonde lateralmente come la Fluttuazione Laterale.

Il Fuoco è ovunque allo stesso tempo, ma si centra sulla Linea Mediana.

TERMINOLOGIA IDENTIFICABILE

Respiro della Vita

L'essenza animatrice della Vita, Divino Amore

Vita

"La lenta forza vivificante che si muove dal Divino," "La sostanza che riempie tutti gli spazi dell'universo." –A. T. Still

Scintilla di Vita

Fuoco dal Divino, Fuoco Onnipotente

Accensione

Trasmutazione, luce liquida, ovunque allo stesso tempo, carica la batteria; vedi "Il Giro del Minnow"

Motore della Vita

La singolarità dell'Interezza, che si muove come Uno. Il Meccanismo. Un linguaggio introdotto da Still

Movimento

Movimento nel tempo o Eternità

Dynamo

Correnti dirette e alternate, traduce il fuoco in movimento, crea un modello di avvolgimento e svolgimento nella potenza di tensione reciproca (vedi *Osteopatia nel Campo Craniale,* prima edizione)

Trasmutazione

$E = MC^2$, $EM = C^2$, EM come Uno; il cambiamento completo nell'essenza ... potenza e forma sono uno

Movimento Metabolico

Gli effetti della trasmutazione dipendono dal Fuoco. Come abbiamo visto nella Fase Uno, la trasmutazione crea disimpegno interno, aumento interno, sincronizzazione, neutro e riorientamento delle parti all'intero (Linea Mediana). Questa capacità innata di autocorrezione è la base dell'Osteopatia come la descrisse Still.

Form

Il Fuoco ha l'intelligenza del design. Crea forma, persino il notochordo.

"Il Giro del Minnow"

Al centro del terzo ventricolo c'è il fulcro.

Tassi

Inalazioni ed esalazioni compensatorie, formate dal fuoco

Batteria della Vita

Liquido cerebrospinale come una batteria, caricato attraverso il fulcro nel terzo ventricolo dal Fuoco

Tropism

La riserva funzionale per affrontare e trasformare gli effetti metabolici dello stress e creare un neutro omeostatico. Una parola migliore potrebbe essere *troficità,* che non esiste. I "Campi di Appassimento" sono nutriti dalla troficità, che è una capacità di neutro a livello cellulare individuale.

Pietre miliari

C'è accensione quotidiana all'alba, al concepimento (o prima), al Primo Respiro, alla Menopausa, alla Morte e durante i Miracoli ... ogni volta c'è Amore nel Fuoco.

Il linguaggio sopra è da Still a Sutherland; le definizioni esatte non sono recuperabili.

RELAZIONI

SCINTILLA DIVINA -- la spiritualizzazione della materia SCINTILLA, FUOCO -- luminosità, potere, forza vitale

SCINTILLA, LINEA MEDIANA -- generatore, trasformatore, ritmi, forza vitale FUOCO, ARIA -- metabolismo, due respiri s'incontrano

FUOCO, FUOCO -- trasmutazione

FUOCO, ACQUA -- Corpo Fluido ... protoplasma FUOCO, TERRA -- forma, morte, nascita, humus (umiltà)

FUOCO, ANIMA -- consapevolezza, coscienza, Psiche, Eros, Agape, Saggezza, Visione

INTEREZZA -- L'eternità si incarna odunque

Nella Fase Tre abbiamo studiato l'"Uccello." I milioni di anni ... la saggezza della Natura dentro di noi, Osservando. Questo istinto vigile è al centro del sistema immunitario. Come abbiamo visto, è più saggio di noi, e non si fida della natura umana così com'è. L'Uccello osservava il nostro atteggiamento e non si sarebbe riposato finché non avessimo dimostrato di poter mantenere la nostra attenzione sul Silenzio del fulcro.

Quando l'Uccello si riposava, si riposava sul Silenzio Dinamico del Mare Intorno a Noi. Questo, naturalmente, è il Silenzio Dinamico che stiamo esplorando nella Fase Quattro. L'Uccello è un vecchio Simbolo, forse dai saggi che vedevano la sua forma in se stessi. Ha un grande significato per molte tradizioni. Questo è discusso altrove.

La potenza di tensione reciproca nel terzo ventricolo sarà il nostro principale interesse nella Fase Quattro.

Con quell'orientamento, non ci stiamo relazionando al tessuto in alcun modo. Questo sarebbe pericoloso. Come abbiamo scoperto nella

Fase Tre, l'Uccello non andrà a Neutro finché non dimostriamo di poter essere presenti al Fulcro e non fare richieste al Sistema.

La nostra domanda diagnostica nella Fase Quattro riguarda se la potenza di tensione reciproca è "accesa"... se è in uno stato grezzo di inerzia o se si sta trasmutando (muovendosi dal centro alla periferia).

L'accensione sta creando una guida fluida e vivificando il liquido cerebrospinale? Il terzo ventricolo è metabolicamente in grado di creare un flusso neurotrofico o no?

La potenza di tensione reciproca si sta muovendo dal centro alla periferia, creando e sostenendo la Zona B? È possibile una risposta febbrile adeguata ai patogeni?

A volte il terzo ventricolo è oscuro, non c'è segno di luce. Sembra condensato come un buco nero ... questa è inerzia ... un Campo di Lesione.

A volte la potenza di tensione reciproca ha un movimento aberrante che si rivolge verso l'interno senza muoversi dal centro alla periferia. Tutti questi sono risultati non anatomici. Il tessuto e il fluido mostrano entrambi segni di fallimento (eczema, fibromialgia, asma, sintomi autoimmuni) come risultato di una scarsa Accensione. Si prega di comprendere che una bassa accensione si riflette attraverso la

perdita di trasmutazione in tutti i movimenti involontari strutturali e funzionali.

L'Accensione è al centro del sistema neuroendocrino-immunitario. Include l'orientamento percettivo perché l'Accensione è una funzione della Linea Mediana. Poiché fornisce Fuoco, fornisce anche orientamento spaziale affinché l'attenzione si relazioni all'orizzonte.

Osteopaticamente, quando l'Accensione è bassa, troviamo una bassa guida fluida, perdita delle fluttuazioni assiali, condensazione del movimento intraosseo, condensazione della potenza di tensione reciproca, perdita dell'avvolgimento e svolgimento del sistema nervoso centrale nel cervello e nel tronco encefalico, e aumento del tasso complessivo, fino a quando il sistema alla fine fallisce. Poi si ritira nell'Oceano, e la psiche del paziente è alla deriva da questo mondo (dissociazione). Si può percepire che il fulcro per l'attenzione non è nel cervello, ma fuori nel Mare o nelle Stelle.

Il Neutro non si manifesta finché l'Accensione non viene ristabilita... questo può richiedere più tempo se l'origine del problema è iatrogena.

Condizioni che sono state curate nella mia pratica attraverso l'uso ripetuto di questo metodo pratico:

Asma
Eczema
Ipotiroidismo postpartum
Perdita della risposta di sudorazione
Sindrome reumatoide
Disfunzioni febbrili
Lupus sistemico
Affaticamento cronico
Autismo
Paralisi post-immunizzazione
Crescita insufficiente
Ritardo nella crescita degli arti
Grave disfunzione neurologica da emorragia placentare
Metrorragia
Tossicità da farmaci
Infertilità
Lutto, vero e prolungato
Le compressioni della sinfisi sfenobasilare sono fallimenti di accensione, fino a prova contraria.

PRATICA D'ACCENSIONE

Valutazione dello Stato di Accensione al Terzo Ventricolo

Non stiamo guardando l'anatomia, ma piuttosto lo stato della potenza di tensione reciproca e la facilità della sua attività. La funzione normale dimostrerebbe un movimento dal centro alla periferia, soddisfacendo la Zona

B. Questo significherebbe che il Fuoco dell'Accensione è presente e libero di trasmutare. La potenza di tensione reciproca genera movimento, vitalità, centratura, calore e luce (morbida, calda). La consapevolezza di queste attività deriva dal permettere a te stesso di essere consapevole di una Quiete Centrale, che poi ti centrerà nel "Mare della Quiete." La Quiete Centrale non è localizzata utilizzando punti di riferimento anatomici.

Spesso, ma non sempre, c'è una sensazione di una quiete a forma di uovo all'interno della Quiete dell'Intera Testa. Questo è il fulcro del terzo ventricolo, attraverso il quale emergono tutte le forze embrionali e di accensione. Non fissare.

Successivamente, individua la Marea lunga. Sta penetrando la quiete del terzo ventricolo e creando attività.

Se la Marea lunga e la potenza di tensione reciproca non si mescolano, allora abbracceremo con la massima delicatezza la Marea lunga periventricolare (parte della Zona D) e ...

Portaci nel terzo ventricolo attraverso un'apertura di facilità, come abbiamo fatto con "Fuoco nelle Ossa." Non ci dovrebbe essere ALCUNA

BARRIERA.

Nei casi gravi, si potrebbe dover usare una leva più lunga e aspettare più a lungo.

Ora apparirà il calore di prima fase.

Aspetta. Quando arriva il primo calore, ha una forma; quando vedi la forma, lascia che le tue mani si modellino dolcemente alla forma del calore.

Quando la forma smette di crescere, porta di nuovo la Marea lunga ...

Il calore di seconda fase dovrebbe iniziare.

Quando la Marea lunga satura il terzo ventricolo fino alla capacità del momento, o la Marea ti dice, hai finito.

Qual è la forma finale che il calore esprime?

Riequilibrare o no?

Nota: Ci sono una varietà di luminosità che accompagnano il calore di secondo livello. A volte vediamo un bagliore caldo e morbido, e altre volte vediamo la luce del fuoco in uno, o in diversi, dei seguenti luoghi: il terzo ventricolo, l'area della cisterna chili, il cuore, il fulcro pelvico, o l'intero della Zona B.

IL FILO

Il Filo è un termine usato dal Dr. Becker nell'articolo "Be Still and Know." Il significato esatto che intendeva è perso nel tempo, ma mentre lavoravamo con la marea lunga nella Fase Tre e la linea mediana nella Fase Quattro, certe attività sembravano essere "simili a un filo."

Questo ha sollevato la domanda, "È questo a cui il Dr. Becker stava alludendo?"

Inoltre, le conversazioni con il suo buon amico Jacques Duval, D.O., a Parigi sono state utili, poiché Jacques sentiva che il Dr. Becker stava indicando la direzione di cui stiamo discutendo.

Lo vedrai sicuramente da solo.

La Fluttuazione Longitudinale associata al Corpo Fluido a due o tre cicli al minuto segue un percorso sull'asse lungo del Corpo Fluido. È orientata a e da qualcosa che Will Sutherland ha menzionato in "Il Giro del Minnow." Immagina un "tremolio" che sale al Centro.

L'Embriologia attuale sta cercando un "centroide" per il movimento "Interezza nell'Embrione."

Il Dr. Becker mi ha fatto la domanda, "In quanti modi puoi far girare una palla?"

..."Uno," ha detto. "Intorno al suo punto centrale."

Le Tecniche di Fine-Tuning e il Metodo dei Punti di Forza del Dr. Sutherland utilizzano entrambi la Linea Mediana per il processo terapeutico.

Quando si arriva dall'orizzonte per esprimere un trattamento, la Marea lunga si muove lungo una linea distinta (filo). Essa, come la Fluttuazione Longitudinale all'interno del Corpo Fluido, è un movimento assiale lungo nel Mare Intorno a Noi. Uno è l'Asse Lungo nella Zona B, e un altro è nella Zona D.

Durante la Fase Tre lasciamo che la nostra attenzione esali, lasciamo che lasci la nostra mente. Da sé, si è diretta verso l'Orizzonte ... poi c'è stata una lunga pausa seguita da qualcosa che arrivava oltre l'orizzonte come una cascata. Poi ha cambiato forma, in un vettore lineare che viaggiava su un asse (filo). È venuto verso il paziente e l'operatore. Entrambi hanno ricevuto il trattamento.

Mentre studiamo la Linea Mediana e ne vediamo la dimensionalità, percepiamo "Un Filo per la Creazione."

Quando sentiamo la dolce voce della Presenza del Respiro della Vita ... siamo in contatto con il Maestro. Si potrebbe dire che siamo sul "Filo," alludendo alla Comunione.

Il "Dolce Filo" ... C. Sullivan, D.O. L'"Asse del Mondo" ... C. Jung, M.D.

Il Ponte Tra i Mondi, un Luogo di Incontro per la Comunicazione con i Bambini

La Terra Ha Molte Linee Mediane (Gravitazionale, Rotazionale, Solare, Polare e Galattica)

L'"Asse del Continuum" dalla Nascita alla Morte

Il Sistema Nervoso Centrale Si Inchina Su Di Esso mentre Beve dalle Acque della Vita (Parafrasato, W.G.S.)

Aspettiamo ancora un po' ...

IL SISTEMA IMMUNITARIO, IL TERZO VENTRICOLO E IL TUBO NEURALE

Questo è l'inizio del nostro studio del Sistema Immunitario, e continuerà per tutte le Fasi rimanenti.

Il Dr. Still certamente notò le attività del Sistema Immunitario ... le sue idee includevano quanto segue:

Il Motore della Vita
La Scintilla
Accensione
Fuoco
Forza Nervosa
Flusso Nervoso
Le Leggi Non Create da Mani Umane
La Febbre come Fenomeno Elettrico
Il Liquido Cerebrospinale (come Posto di Comando Primario)
La Saggezza Interiore della Salute
L'Eterno come il Vero Sé
Affermazioni come "Ci Sono Nervi Più Sottili che Dimorano nei Linfatici Che nel Tuo Occhio" (Parafrasato)

William Sutherland continuò a usare il linguaggio del Dr. Still, che molti consideravano come sogni ad occhi aperti metaforici, non avendo mai applicato e testato la validità nella pratica clinica di ciò a cui Still stava concretamente puntando.

Le idee di Still emersero dalle osservazioni delle Leggi Naturali al lavoro nei suoi pazienti e nel mondo intorno a lui. Sutherland seguì le intuizioni di Still e costruì lentamente un quadro per la Respirazione Primaria.

Sutherland esplorò i movimenti involontari nel sistema nervoso centrale (SNC) e scrisse magnificamente nel suo trattato "Il Giro del Minnow" e in altri commenti. Grazie a questi due uomini, la nostra capacità di trattare i problemi immunitari si è sviluppata in un'Arte e Scienza significativa.

Se avessi il tempo, ora, dopo quarantotto anni di Osteopatia, rileggerei tutto di Still e Sutherland e scriverei un intero libro sulle Verità Osteopatiche che circondano il Sistema immunitario. Perché?

Perché questi Principi funzionano così bene in una varietà di malattie e supportano la riserva funzionale nel paziente come un'Interezza ... l'obiettivo della guarigione.

Per conoscere l'Osteopatia, bisogna viverla nella pratica ... questo è il banco di prova ... non è una teoria ma un'Arte basata sulla Tradizione Orale.

Oggi ci sono teorie su teorie riguardo alla guarigione ... nessuna ... assolutamente nessuna è migliore di quello che l'Osteopatia può offrire in mani esperte e dedicate ... nessuna!

Se scaviamo più a fondo nelle Verità Fondamentali dataci da Still e Sutherland (senza modifiche o trasformare queste verità in tecniche) ... porterà

a risultati clinici straordinari e grandi scoprire in te stesso.

Migliorerà sicuramente la tua Funzione Immunitaria ... perché le false immagini e idee che hai cadranno, lasciando la tua Salute esposta "da percepire come il tuo Sé," una sensazione che guarirà la tua mente e il soma dal desiderio di qualsiasi altra fonte di conoscenza o guarigione.

La Salute è al Centro del Sistema Immunitario.

Oggi la scienza dell'immunologia è alla soglia delle idee promosse da Still cento anni fa. L'insegnamento nell'educazione medica riguardo al sistema immunitario è debole e orientato farmacologicamente.

Se desideri studiare il sistema immunitario devi rileggere Still,

Sutherland ... e trovare libri sul sistema immunitario scritti riguardo alla sua attività normale

... non su come trattare le malattie ... Raccomando *The Neuro-Immune- Endocrine Connection* di Carl Cotman et al., pubblicato da Raven Press, 1987.

L'obiettivo del trattamento non è supportare la logica della scienza come fine a sé stesso ma portare la salute in primo piano ... centrata nel progetto originale creato come embrione.

La scienza dell'immunologia chiama questo progetto originale il sé.

Cos'è questo sé ?

Il sé è un termine scientifico usato in immunologia che significa la mente che crea tutti i sistemi dell'organismo ... la mente che non manca mai un perfetto incrocio nel tempo e nello spazio, la mente dietro la costruzione di tutti i sistemi e la loro comunicazione interna come una singolarità ...

Ancora chiamato questo Sé la Salute, l'Interezza della Mente, Materia e Movimento ... il Perfetto che è Eterno in Noi ... è l'infrastruttura del Sistema immunitario ...

Il Sé che esiste prima che il Sistema immunitario venga generato

Mentre gli immunologi cercano la posizione di questo Sé, rimangono a mani vuote ... è lì, ma i loro strumenti non possono trovare la sua posizione.

Dove si trova questo Sé localizzato?

Il luogo dove vive il Sé è nell'Intero. Lo pervade ma non ha una posizione su un piano anatomico.

Il Dr. Still poteva sentirlo, annusarlo, vederlo, assaporarlo e toccare il Tocco che lo toccava. Conosceva questa interezza e la chiamava la Salute.

Come ha fatto questo?

Era un ascoltatore, un osservatore, non un manipolatore della Legge Naturale ... l'Interezza per lui era una Realtà con cui poteva scambiare ... la sua Scienza era ben avanti rispetto alla mente clinica media di oggi.

L'interezza come esperienza non è centrata nell'Individuo o da esso... il Sé al centro dell'Interezza percepisce un'Unità che ha un movimento Intenzionato distinto. Questa sarà la nostra principale esplorazione nella Fase Otto.

Come forza di guarigione, lo scopo del Sé è portare tutte le parti lontano dal loro pregiudizio verso una Singolarità... questa risincronizzazione avviene durante il Neutro.

Il Sistema immunitario, come ho detto prima, inizia come un'Interezza conosciuta come il Sé, che crea il Sistema immunitario come un Organo in cui il riconoscimento del non-sé richiede lo sviluppo di un altro sé, diverso dal Sé.

Questo nuovo sé è chiamato sé con una piccola *S*... questo sé può riconoscere il "non-sé" e fare risposte che creano cose come anticorpi, febbre e cambiamenti ormonali, che proteggono l'individuo dall'"influenza esterna" vista come una minaccia.

Ricorda che anche il Sé può guarire, ma è necessaria una drammatica perdita di interesse per il sé- prima che possa avvenire la trasmutazione delle influenze esterne. La genetica tende a promuovere la formazione di un piccolo "sé" a loro immagine.

Quando l'immagine di sé entra nel sistema percettivo, si inizia a vedere altre persone più intensamente come "non-sé." Superiamo il nostro stesso benessere.

La percezione è una funzione immunitaria.

Quando ho letto per la prima volta di questo, ho pensato "Cosa?" ... Man mano che leggevo, ho iniziato a capirlo più facilmente. Ho adattato la mia immagine del Sistema Immunitario per includere la Percezione come i Sensi che operano dalla Salute e Percezione con una piccola *p* come essere connessi a vedere gli altri come separati dall'unità!! ... cioè, vedere gli altri come meno o più di sé stessi ... alcune interessanti intuizioni sono emerse.

Cosa significa per il nostro benessere che la Percezione sia una Funzione Immunitaria? ... come vediamo noi stessi e gli altri influisce sul nostro benessere?

Cosa significa che i fenomeni autistici sono principalmente disfunzioni percettive? ...

La percezione è l'orientamento della consapevolezza; il suo fulcro dovrebbe essere nel terzo ventricolo e in relazione alla Zona D (minimo). Il centraggio della consapevolezza è un processo di sviluppo che si verifica intorno al terzo ventricolo come parte delle dinamiche del Sistema Immunitario ... (vedi *La Connessione Neuro-Immuno-Endocrina*).

La Percezione risiede nel Sé come un Embrione e rimane lì fino a quando le influenze familiari-sociali, ambientali e genetiche (prime sei settimane) creano un altro sé, in cui la consapevolezza viene spostata in una posizione di vedere il Non-sé più come "non me" che come "me". Con questo cambiamento, il significato di Amore cambia in qualcosa di benefico per me piuttosto che per l'Intero della Vita (che scompare dalla consapevolezza).

Che effetto ha il modo in cui qualcuno ti vede sul tuo senso di benessere?

Se qualcuno, o una Presenza Superiore, tocca il tuo Sé come "te" ... cosa succede alla tua riserva ... alla tua capacità di guarire ... al tuo senso di essere Amato?

E se il tuo piccolo "sé" viene visto come te, da te stesso o dagli altri? ... come ti senti?

Che ruolo gioca l'immagine di sé nella Guarigione? Che ruolo giocano le aspettative degli altri nella creazione della tua immagine di sé e dei criteri di non-sé? Queste Percezioni elementari sono il ruolo dell'ambiente nel falso movimento del "sé" come Sé ... in un modo che rimuove la Percezione di sé.

Discutiamo delle Malattie Autoimmuni

Il Sé sviluppa un Sistema immunitario che isola il "sé" dal "non-sé" (progettato per respingere il non-sé attraverso una varietà di difese) ... ma cosa succede quando il sé è visto come non-sé ... quando il sé diventa uno sconosciuto, è visto come un antagonista, come un non-sé?

Si diventa "allergici a se stessi," cioè, malattia autoimmune ... condizioni come il Lupus e l'Artrite Reumatoide emergono.

Il caso peggiore che abbia mai visto era un bambino di otto anni, dai capelli rossi, piuttosto intelligente e orgoglioso della sua giovinezza.

Era venuto per trattamenti di benessere infantile nel corso della sua infanzia ed era molto in controllo dei suoi genitori ...

Il vaccino contro l'Epatite è stato somministrato su suggerimento del pediatra ... entro poche ore il bambino aveva una grave Artrite Reumatoide Giovanile conclamata ... il pediatra non ha visto alcuna connessione tra la vaccinazione e l'insorgenza della Malattia Autoimmune ...

Il bambino è stato portato da me per trattamento ... le sue articolazioni erano terribili! Il trattamento ha richiesto due mesi e quattro sedute ... i Principi utilizzati sono quelli che faremo oggi con l'"Uccello" ... questo non è stato un caso facile da trattare e il livello di precisione è stato impegnativo per me, ma il risultato è stato un pieno recupero.

Il pediatra ha convinto la madre a fare una seconda iniezione del vaccino contro l'epatite ...

L'artrite è immediatamente riapparsa ed era più grave e radicata nel suo sistema rispetto alla prima volta ...

Non c'è stata alcuna risposta al trattamento ... purtroppo, non si è mai ripreso ...

Sua madre era arrabbiata e ha iniziato a ricercare il vaccino contro l'epatite. Essendo avvocato, è stata persistente nel trovare che i problemi autoimmuni erano sospetti durante la ricerca di produzione del vaccino ... ci siamo persi di vista dopo questo.

Le vaccinazioni possono essere costose. Sono focalizzate sull'ingannare il sistema immunitario, che a volte si confonde e si rivolta contro il sé ...

Il Sistema immunitario è così sottile e raffinato che può funzionare bene solo quando c'è il minimo possibile di "rumore sinaptico" nel sistema nervoso centrale ... la necessità di un relativo Silenzio per fare un discernimento accurato e rispondere adeguatamente è molto necessaria e spesso trascurata nel nostro pensiero.

Nella Disfunzione autoimmune c'è una confusione di massa nelle sinapsi, un sovraccarico che porta a una "crisi d'identità," che si traduce in "auto-rifiuto" ... quindi il sé è visto come non-sé.

Nel caso sopra, il bambino era eccessivamente egocentrico e molto controllante nei confronti dei genitori, trattandoli come se fossero stupidi ... tutto ciò era evidente nelle visite precedenti alla reazione al vaccino.

In Osteopatia, arrivare alla Causa non è sempre un semplice esercizio Allopatico ... in questo caso il senso di sé del bambino era distorto e creava una lesione percettiva definita che stressava la Funzione immunitaria ... il trattamento non ha mai alterato questo problema di base perché i genitori si identificavano con il bambino come "superiore" ... questo sembra complesso, ma visto alla luce di come il Sistema immunitario stava vivendo il bambino, si potrebbe concludere che c'era molto "rumore" nel sistema e una lesione percettiva definita che era costosa.

"La tua abilità è proporzionata alla tua comprensione del Normale." (A.T. Still)

Non della Malattia!

Se il normale sistema immunitario non riesce a pensare chiaramente quando c'è troppo rumore sinaptico, come possiamo allora creare silenzio nel sistema nervoso centrale affinché il sistema immunitario possa tornare al suo livello normale di precisione e discernimento ... come possiamo aiutarlo a RIPOSARE?

Neutro

Il Neutro porta i movimenti di inspirazione ed espirazione a un punto di equilibrio dove l'in e l'out dell'inspirazione giunge al Silenzio della sua potenza centrale ... questa è una base dei principi osteopatici che usiamo nel trattamento ... Perché?

Perché il Neutro è omeostatico. È dove l'organismo si riorienta verso il Sé... Questo viene realizzato dalle forze terapeutiche interne generate dalla respirazione primaria e toracica che passano nel campo neutro e vi respirano il progetto originale del sistema.

Nota che non diamo il trattamento ma creiamo le condizioni affinché accada intrinsecamente ... questo è fondamentale ... ciò che possiamo fare è aiutare il Neutro a emergere. Sappiamo questo dalle fasi precedenti e da altri insegnamenti, ma ... per accedere al sistema immunitario, il Neutro deve raggiungere una profondità oltre i ritmi, e in un Silenzio Dinamico. Questo sarà chiaro dalla pratica. La de-facilitazione del rumore sinaptico nell'Interezza avviene quando il Neutro emerge nel Silenzio Dinamico, ma a livelli più bassi di Neutro il Sistema Immunitario non tratterà direttamente.

La facilitazione, d'altra parte, è l'inizio della malattia.

Il rumore sinaptico inquina la facoltà di discernimento e indebolisce la risposta immunitaria... se la facilitazione arriva al nucleo del tronco encefalico, allora le lesioni di potenza di tensione reciproca nel terzo ventricolo.

Perché non ricordiamo la sensazione della vera Salute del Sé; come mai abbiamo dimenticato ...?

La perdita della Memoria della Salute nel Soma si sviluppa a causa di influenze ambientali e genetiche così come della struttura dell'educazione.

L'idea di essere auto-centrati e indipendenti è attraente per l'orgoglio, e così involviamo nella Memoria. Quando centriamo gli eventi sulla memoria, la memoria è della nostra vita, non del Movimento della Vita come Intero.

Alla fine, perdiamo il nostro discernimento della Zona D e del suo Paesaggio. Così facendo, perdiamo la nostra interfaccia diretta con la Natura, uccidendo una grande quantità di gratitudine innata che crea benessere ... questo ci lascia afflitti ... inquieti. Nulla riempirà mai questo vuoto finché la Memoria non ritorna ... e i nostri sensi non si risvegliano alla Presenza stessa. Mentre pratichiamo l'ascolto con le nostre mani piuttosto che fare, fare, fare e imporre idee sul paziente, a volte abbiamo la sensazione di essere visti, o di essere dentro una Realtà Maggiore ... questo è il primo passo nel recupero della Memoria Reale.

Il senso di sé inizia a muoversi dall'isolamento e dal falso sé a far parte di un quadro più ampio ... poi iniziamo a ricordare il senso del Sé ... qualcosa che non ha bisogno del "non-sé" ... non c'è bisogno di rifiutare o eliminare nessuno o nulla come una lesione. Si vede ma senza un senso di altro come "non me."

Mentre impariamo a invertire il nostro sensorio e ad ascoltare il movimento piuttosto che stimolare il movimento ... iniziamo a "sentire" cose che non avevamo mai sentito prima, eppure queste nuove cose sembrano portare un senso di sollievo all'operatore ... la nostra Memoria si sblocca lentamente.

Quando cerchiamo qualcosa che non abbiamo mai visto prima piuttosto che il nostro vecchio formato, e rimaniamo Fermi e Immobili dalle tentazioni ... allora vedremo il movimento della Marea lunga (dimenticata da tempo) e la sua essenza fondamentale nel Silenzio Dinamico del Mare Intorno a Noi.

Panoramica

Il Sistema immunitario ha bisogno di un Neutro, un Riposo, una Pausa dalla vita frenetica imposta dai nostri bisogni ... nel Riposo, avviene uno scambio diretto con il Sé ... ma ... solo se il Neutro è di sufficiente profondità—una profondità di Silenzio e Quiete che permette al Sistema immunitario di ascoltare il Sé, che poi crea uno Scambio Dinamico di forma, chimica e sincronizzazione ricentrando la percezione. Lavoreremo nelle Fasi Cinque e Sei per comprendere meglio queste sensazioni e ascoltare il linguaggio che parla dal Sé ... Discuteremo di più sul Sistema immunitario e sull'Autismo, una lesione percettiva nel Sistema immunitario.

Febbre e il Sistema immunitario

La Febbre è fuoco immunitario ... è elettromagnetica nelle sue azioni ... scorre dal centro (terzo ventricolo) alla periferia (flusso neurotrofico) nel linfatico, dove scarica elettricità nel fluido direttamente ... Quando il fuoco colpisce i globuli bianchi di passaggio, accende una risposta immunitaria che causa le cellule ad aumentare la loro produzione di anticorpi di migliaia di volte. Questi anticorpi poi affrontano il "non-sé" ...

Conosceva ancora questo ... i suoi sensi ascoltavano e vedeva un grande ... sapeva che la febbre era elettrica ... sapeva che il fuoco poteva funzionare solo se l'accensione del Motore della Vita era in grado di "accendersi" adeguatamente.

Il Motore della Vita ha la sua Accensione nel cuore dell'Uccello, il terzo ventricolo ... Tutto questo è stato "visto" prima che gli immunologi formulassero i loro modelli ... ora torniamo alla discussione sulla febbre ...

Nel tuo flusso sanguigno ci sono osservatori che riconoscono il "sé" ... sono proteine complesse chiamate pirogeni ... quando un "estraneo" entra in casa, questi pirogeni corrono verso il terzo ventricolo ... passano attraverso la lamina terminalis, che, come parte della barriera ematoencefalica, permette ai pirogeni di passare nel liquido cerebrospinale del terzo ventricolo ... pensa alla precisione e all'intelligenza qui ...

Una volta che questi pirogeni arrivano nel terzo ventricolo, comunicano la necessità di Fuoco (febbre). Se il terzo ventricolo è in salute, l'Accensione si attiva e provoca la febbre.

La febbre deve raggiungere i linfatici periferici per realizzare una risposta anticorpale adeguata ... il flusso neurotrofico inizia (se il terzo ventricolo è in grado di funzionare normalmente) dal centro alla periferia. I nervi canalizzano questo fuoco verso i linfatici, dove, come abbiamo detto prima, i globuli bianchi sono pervasi dal fuoco e creano una moltitudine di anticorpi che ostacolano la crescita dello "Straniero" (non-sé).

Ecco un sistema che sconcerta l'immaginazione quasi fino al punto di Meraviglia.

Still era molto chiaro; il suo pensiero era sempre quello di supportare la risposta immunitaria e il flusso dei linfatici ... Sutherland, in "Il Giro del Minnow," descrive le Dinamiche che Still vedeva.

Oggi la Scienza sta appena iniziando a rendersi conto che l'infiammazione è la fonte di stasi che causa molte condizioni, come la malattia coronarica, l'artrite, ecc. ... il ruolo della stasi e dell'infiammazione è collegato al movimento dell'accensione del fuoco e al terzo ventricolo come un continuum nel movimento Intero della Respirazione Primaria e il suo ruolo nella Funzione immunitaria.

Ricorda, la Potenza della Scintilla della Vita accende il fuoco (potenza con una piccola *p*) ... questo è un movimento chiave nel Sistema immunitario. I seguenti movimenti sono necessari per la Funzione immunitaria:

Mente, il Divino Mistero
Il Movimento del Respiro della vita
La Scintilla della Creazione...
Fuoco Accensione
Il Movimento della Respirazione Primaria nell'Individuo
Il Sé (Salute)
fuoco (piccolo *f*)
L'interfaccia sé/non-sé
Istinto ... l'Osservatore interiore che supporta il Sé
Il discernimento accurato del non-sé
La Forma e Funzione del Tubo Neurale (Materia in Movimento)
La creazione della potenza (fuoco)
Trasmutazione trofica diretta
Flusso e scarico neurotrofico
Allineamento della consapevolezza con l'Orizzonte
Comunicazione in un Mare di Silenzio

La dipendenza del Sistema immunitario dal Sé come Mente Supervisore per il Sistema immunitario può essere percepita quando il Neutro matura al livello del Silenzio Dinamico.

La terminologia all'inizio di questo commento ha un significato specifico; ogni parola ha una funzione che si vede direttamente ... Queste non sono solo teorie, ma una realtà fisiologica nascosta alla maggior parte delle Scienze, ma non ai "sensi immobili di ascolto" che ci sono dati per vedere ... Maestà in Movimento.

APPLICAZIONI CLINICHE

Nelle malattie febbrili acute, come le infezioni delle vie respiratorie superiori, l'influenza, eccetera, sappiamo che il movimento della febbre dal centro del terzo ventricolo alla periferia è essenziale per limitare la malattia.

Se controlli la testa e le estremità, entrambe dovrebbero essere febbricitanti.

Spesso quello che vediamo è che la testa è estremamente calda, gli occhi vitrei, il paziente apatico, e le estremità fredde... questo significa che la risposta febbrile centrale è iniziata ma il flusso neurotrofico è bloccato, quindi la risposta anticorpale periferica è minima ... questo significa, ovviamente, che questa malattia potrebbe diventare piuttosto seria... il trattamento osteopatico basato sulla nostra comprensione del Sistema immunitario potrebbe essere molto utile nel ridurre la morbilità della malattia.

Il lavoro che facciamo oggi con l'Uccello sarà una base per trattare con successo questi casi ... Ricorda, la reputazione di Still è stata costruita sul suo successo nel trattare l'influenza, non sulle disfunzioni strutturali.

Il trattamento cambierà la malattia durante la notte, nella maggior parte dei casi evitando l'uso di farmaci o rimedi.

Nelle infiammazioni locali con febbre bassa, come quando i neonati stanno mettendo i denti, usiamo principi leggermente diversi. La febbre è nel terzo ventricolo e nel Cranio Anteriore. Il trattamento locale utilizzando la Quiete nel movimento infiammatorio stesso servirà ad aiutare a rimuovere l'infiammazione e il gonfiore, rendendo il bambino meno angosciato. In questo esempio, se la febbre non si sposta nel Cranio Anteriore, allora lo stesso trattamento che stiamo facendo oggi con l'"Uccello" aiuterà. I vaccini sono noti per "confondere la Chiarezza Immunitaria" ... ciò richiede una riorganizzazione del movimento e dell'orientamento della potenza di tensione reciproca, del terzo ventricolo, del movimento del tessuto presente nel tubo neurale e dell'Accensione. Tratteremo questo nelle fasi successive, poiché abbiamo solo tanto tempo.

L'ALTRA COPPIA DI MANI

La presenza dell'"altra coppia di mani" è stata introdotta nella professione nel 1991 durante una conferenza della Sutherland Cranial Teaching Foundation. Molti degli anziani sono stati intervistati per vedere se questo "evento" dovesse essere incluso nella terminologia dell'Osteopatia. Alcuni anziani erano a conoscenza dell'"altra coppia di mani", ma nessuno voleva parlarne apertamente per paura di feedback negativi. Questa paura è stata un problema con l'Osteopatia nel Campo Craniale fin da quando sono diventato Osteopata.

Ho deciso di parlarne e scriverne perché, se venti o trenta persone lo hanno testimoniato (senza parlarsi prima), allora per definizione è Scienza. Inoltre, se noi come insegnanti neghiamo ciò che sperimentiamo, limitiamo il progresso di tutti. Il compito è trovare ciò che è comune a molti e insegnarlo, non i "doni" personali. Oggi, molte persone hanno confermato che a volte "l'altra coppia di mani" appare e dimostra trattamento e insegnamento.

Il seguente approccio funziona bene per coinvolgere questo aiuto.

Prima di tutto, dobbiamo davvero aver bisogno di aiuto. Dobbiamo aver raggiunto il limite delle nostre capacità ed essere stati umiliati da quel limite. Successivamente, percepisci intorno al bordo della pelle.

Percepisci un Altro Paio di Mani da qualche parte su quella superficie. Il resto è auto-evidente.

Nel Trattamento dei Bambini, l'Altro Paio di Mani Appare all'Interno di un Fluido Dorato.

CONCENTRAZIONE

Tutti i Grandi Osteopati erano interessati all'interfaccia tra la "piccola mente" e la Mente.

Tutti avevano un'incredibile concentrazione, intenzione, dedizione e attenzione, e potevano "vedere" cose che la piccola mente non poteva vedere.

Tutti i miei insegnanti avevano Fede in una Mente Superiore e cercavano una maggiore purezza in loro stessi.

La nostra attenzione è il nostro dono più grande, ma, se non addestrata, sarà distolta dal mezzo verso un fine, attraverso la natura distrattiva del nostro ego, o "piccola mente."

Siamo fermi nella nostra convinzione nel Neutro come ricettacolo per le Forze di Guarigione Interiori per versarsi in noi, creando risultati inaspettati e significativi nel trattamento. Il Neutro è un mezzo, non un fine. Il fine è raggiunto non da noi ma dalla Marea.

Quando la Marea ti ha centrato, e il velo è sollevato e puoi vedere l'intenzione della Marea, e anche una lesione ... è qui che ti concentri ... Concentrati sulla Presenza della Marea, le sue preoccupazioni, il suo potere ... non il tuo, o la tua analisi del tuo rapporto con la lesione ... Concentrati sulla Marea e sulla sua Intenzione.

Questo Principio, stabilito da Still e trasmesso a noi dagli Anziani, è ora tuo da coltivare e studiare... e da assimilare... poi potrai insegnare agli altri quando saranno abbastanza maturi da conoscere la differenza tra una tecnica e un "modo di essere."

La dedizione a dove poni la tua attenzione e quando, e su cosa concentri la tua attenzione, è chi sei e quale grado di Salute sperimenterai.

GRAZIE

Ho imparato dagli scritti del Dr. Still, del Dr. Sutherland, e di molti embriologi; dall'insegnamento orale di molti mentori tra cui Ruby Day, Anne Wales, e Rollin Becker; dalle conversazioni con Bill Johnson e Alan Becker; e dai commenti dei miei compagni di viaggio in corsi e gruppi di studio ... migliaia di momenti di aiuto.

Il mio obiettivo, che proveniva dalla Marea, era di trasmettere tutto ciò che ho ricevuto dai miei insegnanti, affinché la Bellezza di ciò che è l'Osteopatia possa essere ricordata ...

Grazie.

BIODINAMICA DELL'OSTEOPATIA COLLANA

Questo volume fa parte di una collana di dodici libri dedicati alla Biodinamica dell'Osteopatia. Si raccomanda di leggere l'intera collana nell'ordine previsto, poiché ogni volume si basa sulla comprensione acquisita nei precedenti.

Si raccomanda inoltre di affidarsi a insegnanti e mentori esperti, affinché possano aiutarvi a fare esperienza della piena profondità delle informazioni qui presentate.

La collana completa comprende i seguenti volumi:

La Fase Uno riguarda il movimento involontario, presente sia nell'intero organismo sia nella lesione. Impariamo a sincronizzarci con la respirazione della Respirazione Primaria prima di intraprendere qualsiasi trattamento. Questa sincronizzazione è la chiave per lavorare con ritmi stabili senza irritare il sistema. Il principio della sincronizzazione con un aspetto sano del paziente permea l'intero programma di insegnamento. Tale sincronizzazione sposta la nostra consapevolezza a un diverso livello di ricettività, consentendoci di percepire la Respirazione Primaria anziché il campo della lesione e conducendoci, infine, a comprendere l'intenzione della Respirazione Primaria.

La Fase Due riguarda la comunicazione con le leggi naturali della guarigione che regolano l'attività a un ritmo di 2-3 cicli al minuto. Ci sincronizziamo con la respirazione della Respirazione Primaria e aggiungiamo anche la capacità di percepire il fulcro, la Quiete attraverso la quale la respirazione crea forma e funzione. Si tratta di un tipo di sincronizzazione diversa rispetto a quella della Fase Uno, che ci porta a una consapevolezza più profonda. Quando ciò avviene, il trattamento si esprime automaticamente. Il punto finale del trattamento, rispetto alla Fase Uno, rivela diverse differenze. Scopriamo che questo tipo di sincronizzazione lavora esclusivamente con il corpo fluido e che il risultato del trattamento è più completo rispetto a quando si lavora solo con i tessuti.

La Fase Tre è incentrata sulle attività della Marea Lunga (ciclo di 100 secondi). Esploriamo una forza terapeutica intrinseca già presente nel campo della lesione. Impariamo che il sistema durale non è composto da tre falci, ma da una serie di pieghe all'interno di un sacco, che si sviluppano durante la crescita e lo sviluppo. Scopriamo la relazione tra i sacchi durali superiore e inferiore, rendendoci conto dell'indipendenza di due tentori del cervelletto separati. Realizziamo che la zona D, l'orizzonte e il Filo (lungo il quale la Marea Lunga si muove nel suo corso terapeutico previsto) sono tutti collegati come leggi naturali appartenenti a questo livello della Respirazione Primaria.

La Fase Quattro si concentra sulla Linea Mediana, un luogo in cui le relazioni spaziali si esprimono nella loro totalità. Essa ci sincronizza e ci centra, rendendoci consapevoli della Zona D e della Quiete Dinamica. La Quiete del Terzo Livello, nella Fase Quattro, è diversa dalla Quiete delle altre Fasi: siamo centrati dalla Quiete che si trova al centro della creazione. La nostra intenzione viene sostituita dall'intenzione della Marea, che può favorire il nostro percorso spirituale.

Nella Fase Cinque, ci concentriamo sul viso. Avvicinandoci al viso, utilizziamo tutti i principi che abbiamo appreso nelle Fasi Uno, Due, Tre e Quattro. Lavoriamo con lo spostamento automatico e notiamo differenze rispetto ai vecchi modelli di osteopatia nel Campo Craniale. Sincronizzandoci con la presenza terapeutica della Marea

Lunga, esploriamo ciò che possiamo apprendere dal viso attraverso questa prospettiva. Lavoriamo anche con le Suture, la Quiete Dinamica e l'Ignizione.

La Fase Sei è la continuazione del nostro viaggio nella Totalità che genera la vita e trasmette forze terapeutiche in grado di trasmutare le lesioni una volta che il Neutro è espresso. È un insieme di attività incentrate sulla presenza esterna della Respirazione Primaria, intesa come forza non biologica dotata di una propria personalità. Continueremo inoltre a esplorare le suture e passeremo poi alle estremità, prima in termini embriologici e poi secondo l'insegnamento di Sutherland nella sua opera PowerPoints. La Fase Sei è il momento per costruire la tua comprensione della Marea e affinare le tue capacità.

La Fase Sette mette in evidenza la Salute. Il famoso commento del Dr. Still, "Trova la Salute; chiunque può trovare la malattia", ha tormentato molte menti nel corso dell'ultimo secolo.

Arriviamo a una visione chiara di diversi aspetti interiori della Salute: l'Amore ... la luce liquida ... e una matrice di diamante. Viene trattato un approccio per il paziente terminale e morente. Nella sensazione somatica della Marea che attraversa la Casa sotto il Mare, la nostra consapevolezza viene trasmutata dalla Salute. La lesione è vista come un atto precognitivo della Salute. La Respirazione Toracica, la Respirazione Primaria e l'Ignizione sono una cosa sola. Il paesaggio è vasto ... e i principi della guarigione sono ancora più sostanziali di quanto li avessimo sperimentati prima.

La Fase Otto è un'esplorazione più profonda delle Suture, dello Scambio Ritmico Bilanciato e della Fiamma dell'Intenzione come modalità terapeutica. La Fase Otto rappresenta il culmine della nostra consapevolezza della Totalità e ci conduce, infine, alla Presenza Divina, all'Amore Incondizionato e all'Unità. La Marea vivente domina la consapevolezza, mentre le forme si ritirano sullo sfondo. Il Respiro della Creazione viene percepito dentro di noi come il Centro della Totalità. Si percepisce il proprio dispiegarsi mentre si viene creati. La nostra coscienza è un dono; non ci appartiene e, se cerchiamo di controllarla, perdiamo la Totalità.

La Fase Nove è il momento in cui siamo in grado di valutare e trattare pienamente il Sistema Nervoso Centrale e l'Occhio. Affrontiamo inoltre il Fuoco e la modalità terapeutica dello Shakedown. La vera azione nasce dall'Amore e rende possibile la nostra percezione. Questo Amore è un annullamento di sé e, per sua stessa natura, ci permette di Servire come parte del Perfetto. La percezione può essere impiegata per Servire qualcosa di più grande di noi. Abbiamo cercato di entrare in quel punto di equilibrio tra il Perfetto e la Malattia... un punto in cui il tutto è sostenuto dall'Amore, mentre quest'ultimo opera per incarnare il Completo. In questo punto di equilibrio dell'universo risiede l'Intenzione della Marea, che segue il movimento della distorsione per ricondurla a una relazione Vera con il Progetto della Vita.

Pediatria Uno esplora il modo in cui i bambini crescono come un tutto e non per compartimenti, come talvolta si tende a credere. I bambini vivono nella Direzione della Facilità del movimento presente nei loro campi metabolici fluidi; in caso contrario, si sentono a disagio e necessitano di assistenza. Il tuo trattamento sostiene realmente l'Interezza, oppure presume semplicemente di farlo? Comprendiamo che i bambini non sono adulti e non possono essere trattati come tali. Affrontiamo la modalità terapeutica del Luogo d'Incontro, i periodi prenatale e postnatale, il trattamento del bacino durante la gravidanza, le malposizioni fetali e il parto.

Pediatria Due approfondisce la consapevolezza percettiva necessaria per avvicinarsi al trattamento dei bambini. Approfondiamo la nostra comprensione della Totalità, dei tre livelli di Quiete e del

Luogo d'Incontro. Affrontiamo il concetto di Neutro del Deserto, nel quale l'azione terapeutica passa nella sostanza neutra e si rivela come un mistero: il Respiro dell'Amore Divino si riversa come forza terapeutica su un paesaggio desertico notturno, colmandolo e senza lasciare alcun effetto visibile. Approfondiamo ulteriormente il trattamento del bacino e dell'utero durante la gravidanza. Esploriamo la Respirazione Toracica, la Respirazione Primaria nei bambini e il Cerchio Familiare.

Pediatria Tre prosegue lo studio del Flusso terapeutico dell'Attenzione. Approfondiamo la Quiete del Terzo Livello e il Luogo d'Incontro. Il Luogo d'Incontro è facilmente frainteso... il nostro osservatore deve essere così immobile e neutrale da poter osservare il processo mentre si svolge. Il Sistema Nervoso Centrale del bambino può finalmente essere affrontato ai fini della valutazione e del trattamento. Esploriamo la dentizione e la cosiddetta "testa bloccata". Utilizziamo la modalità terapeutica della Fiamma dell'Intenzione e la sua connessione con il Respiro della Vita. Tutto è trasparente al Respiro della Vita.

L'AUTORE

James Jealous, D.O. (1943–2021) è stato un medico osteopata, insegnante e autore. L'opera della sua vita è stata la fondazione e lo sviluppo della **Biodinamica dell'Osteopatia**, una metodologia originale da lui elaborata nell'ambito dell'osteopatia, in continuità con l'eredità del Dr. A.T. Still e del Dr. W.G. Sutherland.

Nato a Saco, nel Maine, crebbe a stretto contatto con l'osteopatia, poiché suo padre era un medico osteopata. Studiò presso il Kirksville College of Osteopathic Medicine nel Missouri (oggi A.T. Still University of Health Sciences), dove conseguì la laurea nel 1970. Successivamente aprì il proprio studio nel Maine rurale, esercitando come medico osteopata di assistenza primaria.

Con il passare degli anni, il Dr. Jealous riconobbe profondi parallelismi tra il lavoro dell'embriologo Dr. Erich Blechschmidt e quello del medico osteopata Dr. William Garner Sutherland. Da questa intuizione nacque il suo personale corpus di insegnamenti. All'inizio degli anni Novanta iniziò a tenere il corso "A Biodynamic View of Osteopathy in the Cranial Field", che, con il progressivo sviluppo della sua specifica metodologia, assunse il nome di "Biodynamics of Osteopathy".

Persona profondamente spirituale, si sentiva pienamente a casa nella natura ed era un appassionato pescatore ed escursionista.

Per ulteriori informazioni, visitare:
https://BiodynamicsOfOsteopathy.com

Vi è un vento che attraversa ogni cosa...
è il movimento della creazione,
il movimento eterno dell'Amore Divino.